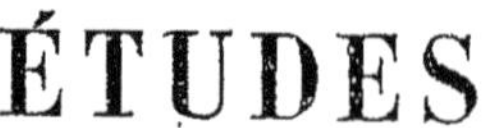

ÉTUDES

DE CHIMIE, DE MATIÈRE MÉDICALE

ET DE THÉRAPEUTIQUE

SUR LES

EAUX MINÉRALES DE SALINS

(JURA)

PAR

M. LE Dr O. RÉVEIL

Professeur agrégé à la Faculté de Médecine
et à l'École supérieure de Pharmacie,
Pharmacien en chef de l'hôpital
des Enfants malades, etc.

M. LE Dr A. DUMOULIN

Ancien interne lauréat des hôpitaux de Paris
Médecin inspecteur des Eaux de Salins,
Membre de la Société d'hydrologie,
de la Société médicale d'émulation,
de la Société anatomique, etc.

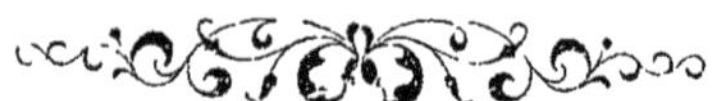

PARIS

P. ASSELIN, GENDRE ET SUCCESSEUR DE LABÉ,

LIBRAIRE DE LA FACULTÉ DE MÉDECINE,

PLACE DE L'ÉCOLE-DE-MÉDECINE.

1863

OUVERTURE

DE L'ÉTABLISSEMENT DES EAUX DE SALINS

LE 1er JUIN. — FERMETURE LE 30 SEPTEMBRE.

RENSEIGNEMENTS

Grand Hôtel situé dans l'établissement même des Bains, chambres de 2 à 5 fr.; table d'hôte admirablement servie à 6 fr. par jour, déjeuner et dîner, vin compris. Salle de concert, salle de jeu, salon de lecture et de conversation. Café, billard, jardins, gymnase, etc.

Le chemin de fer de Lyon conduit de Paris à Salins en dix heures. Départ, onze heures du matin, arrivée, neuf heures du soir. L'omnibus de l'hôtel de l'établissement attend les baigneurs à la gare.

S'adresser, pour la vente des sels d'Eaux-mères et de l'Eau de la Source, à l'Etablissement des bains à Salins (Jura).

Dépôt à Paris, chez M. Leperdriel, pharmacien, 54, rue Sainte-Croix de la Bretonnerie, à Strasbourg, chez M. Dreyfus, négociant, faubourg de Saverne, 37.

ÉTUDES

DE CHIMIE, DE MATIÈRE MÉDICALE

ET DE THÉRAPEUTIQUE

SUR LES

EAUX MINÉRALES DE SALINS

(JURA)

Poissy, typographie et stéréotypie de A. Bouret.

ÉTUDES

DE CHIMIE, DE MATIÈRE MÉDICALE

ET DE THÉRAPEUTIQUE

SUR LES

EAUX MINÉRALES DE SALINS

(JURA)

PAR

M. LE Dr O. RÉVEIL
Professeur agrégé à la Faculté de Médecine
et à l'École supérieure de Pharmacie,
Pharmacien en chef de l'hôpital
des Enfants malades, etc.

M. LE Dr A. DUMOULIN
Ancien interne lauréat des hôpitaux de Paris
Médecin inspecteur des Eaux de Salins,
Membre de la Société d'hydrologie,
de la Société médicale d'émulation,
de la Société anatomique, etc.

PARIS
P. ASSELIN, GENDRE ET SUCCESSEUR DE LABÉ,
LIBRAIRE DE LA FACULTÉ DE MÉDECINE,
PLACE DE L'ÉCOLE-DE-MÉDECINE.

1863

PRÉFACE

Ce mémoire n'aurait nul besoin d'une préface si quelques mots d'explication ne nous paraissaient nécessaires, afin que le lecteur sût aussitôt dans quel esprit il est fait et quel est son but.

A une époque où l'on attend des eaux minérales la cure des maladies *chroniques*, il est d'autant plus important de se livrer à des études sérieuses sur cette branche de l'art médical.

Partant de ce principe que les eaux minérales sont des *médicaments*, nous pensons que leur étude se compose de deux parties. Une première est du ressort du chimiste et du médecin ; la seconde appartient au médecin seul.

Par la chimie, l'on décompose l'eau minérale et l'on apprend la nature des éléments solubles qu'elle s'est appropriés dans les profondeurs de la terre. La connaissance de ses propriétés physiques et chimiques et la notion de la manière dont elle se comporte quand elle est administrée à l'homme en état de santé constituent ce que l'on doit savoir à son sujet, comme à propos de tout autre médicament, sous les rapports de la *chimie* et de la *matière médicale*. C'est l'histoire physique et chimique du médicament. C'est tout à la fois, je le disais plus haut, l'œuvre du chimiste et du médecin. C'est le *travail d'analyse*, indispensable pour le *travail synthétique* qui doit le suivre. Ce dernier appartient spécialement au médecin et il a rapport à l'accommodation du médicament à telle maladie ; il est du domaine de *l'art médical* : il suppose deux études préalables : celle du médicament considéré dans ses propriétés physiques et chimiques ; celle de la pathologie qui est appelée à fournir la raison scientifique de l'accommodation du médicament à la maladie.

Dans cette voie, toute étude théorique et clinique sur les eaux minérales aura du moins le mérite de ne rien faire que pour la science et par la science. C'est du reste le seul moyen de faire l'étude scientifique des eaux minérales, comme de tous les médicaments, au point de vue de la matière médicale et de la thérapeutique.

PREMIÈRE PARTIE

CHAPITRE PREMIER

1° *Topographie.* — Il n'y a rien à mon avis, qui soit plus à considérer pour les malades, et pour les médecins qui envoient leurs clients à des eaux minérales, que de connaître la topographie du lieu. Sans explication aucune, l'on sent l'importance de la chose; l'on comprend parfaitement qu'il n'est point indifférent d'aller chercher une médication reconstitutive en quelque lieu que ce soit. Les conditions de salubrité sont en effet indispensables. Sous ce rapport, Salins offre toutes les garanties que l'on peut désirer.

La ville est élevée de 330 mètres au-dessus du niveau de la Méditerranée ; elle appartient au premier gradin de la chaîne du Jura. Celle-ci se dirige de l'Ouest à l'Est, et, par une bizarre disposition, la ville, au contraire, ou plutôt la gorge qui la renferme, se dirige du Nord au Midi.

Deux montagnes, qui s'élèvent à l'Est et à l'Ouest, resserrent la ville, qui représente une gorge limitée par le pied de ces hauteurs. L'une se nomme la montagne de *Saint-André* et l'autre la montagne de *Belin*. Elles supportent l'une et l'autre un fort encore assez important aujourd'hui. Il existait autrefois à Salins des fortifications étendues et assez considérables, tant par la nature des ouvrages que par leur situation même où l'espace compris entre les montagnes et la ville constituait une sorte de fossé, pour mériter le nom de *Portes des Bourgognes (Portæ Burgundiarum).* Une autre montagne, située au nord de la ville, *Poupet*, mesure 458 mètres au-dessus du niveau de la Méditerranée. Cette montagne, dont la base est large, est couverte de cultures, jusqu'à un point assez élevé de son sommet. Elle peut être pour les baigneurs, comme les forts de Saint-André et de Belin, un but de promenade. Du Nord au Sud , la ville est traversée par une rivière qui est presque à sec pendant les grandes chaleurs, mais qui est très-haute quand il a plu dans les montagnes. Cette rivière se nomme la Furieuse. Les bords et les hauteurs qui la dominent à l'Ouest forment un paysage très-accidenté et très-remarquable.

Quant à la constitution géologique du pays, elle offre au savant de nombreux éléments d'études. On sait que les terrains du Jura servent de terme de comparaison en géologie. Ils occupent une grande étendue en France, en Angleterre, en Allemagne et dans toutes les parties du globe.

Je ne pourrais mieux faire que de rappeler ce que M. Carrière rapporte de la constitution géologique de la vallée de Salins.

« Le fond de la vallée qu'occupe Salins a pu être étudié à l'aide de trous de sonde qu'on a pratiqués à travers les terrains pour augmenter l'abondance et le degré de saturation des sources. Cette formation fondamentale qui s'appelle le *Keuper*, en langue géologique, présente sous Salins, pour nous exprimer comme M. Jules Marçou, le plus grand développement et offre les plus belles séries. C'est là que sont les couches salifères, couches d'une grande puissance, puisqu'elles fournissent, depuis des siècles, un si riche contingent à l'exploitation. Là sont encore des chaux sulfatées qui forment pour la contrée une autre branche d'industrie. Des grès, des schistes ardoisiers, des calcaires bitumineux complètent cette série remarquable. La seconde formation, qui succède immédiatement à celle qui lui sert de point d'appui, peut être étudiée sur les flancs des montagnes et au fond des carrières de gypse; elle présente des roches pénétrées d'échantillons du règne animal et végétal, des marnes irisées ou des marnes ordinaires, condition qui enlève à cette formation la cohésion et la solidité. Des couches plus compactes constituent la troisième. Il y a bien, par le retour des marnes, des couches calcaires qui se décomposent facilement, sous l'influence des agents atmosphériques. L'une d'elles porte le nom caractérisque de Roche-Pourrie, et offre de loin l'aspect d'un château en ruines; mais dans les hauteurs de Poupet, sous le fort Saint-André, sous celui de Belin, et enfin sur les rives mêmes de la Furieuse, on trouve d'imposantes masses de calcaire portlandien ou de calcaire analogue par sa consistance, qui semblent défier les injures du temps.

« Cette composition du sol, cette disposition des couches est un élément essentiel de pittoresque. La formation moyenne s'étant décomposée en grande partie, ayant laissé s'échapper des couches de marne sous l'influence dissolvante des eaux, la formation supérieure s'est brisée au-dessus d'elle. De là, des ravins profonds, des montagnes coupées en deux par une violence au-dessus de toute force connue; de là, des écroulements qui mêlent les couches entre elles et offrent au géologue des énigmes à deviner. Ces effets, déjà si remarquables en eux-mêmes par les coupes, par les déchirements singuliers qui frappent la vue dans quelques points de la campagne, se complètent par les effets fournis par la couleur. Les marnes qui portent des teintes si variées, les gypses transparents ou éclatants de blancheur mis à nu par tous ces bouleversements, forment entre eux des oppositions qui ne contribuent pas peu à jeter sur le paysage un caractère qu'on retrouve rarement, même dans les lieux les plus accidentés. Nous venons de démontrer cependant que cette campagne n'offre pas seulement un spectacle pour les yeux, elle offre aussi un aliment à l'attention, une ressource pour la pensée, un stimulant pour les recherches. C'est un avantage à côté de ces eaux minérales qui, loin d'exiger le repos et la retraite pour leur efficacité, réclament, au contraire, l'exercice sous toutes ses formes, la gymnastique et le mouvement pour le corps, l'activité pour l'esprit. »

2° *Ancienneté des eaux et époque de leur exploitation.* — Les *Hériens*, qui occupaient autrefois le territoire de Salins, puis les Romains, après la conquête de cette région des Séquanes, ont parfaitement connu les sources d'eau salée et peut-être quelques-uns de leurs usages en médecine. De Salins, où se trouvait la principale saline des Séquanes, on faisait des exportations de viandes salées. Strabon s'exprime en des termes qui ne laissent aucun doute à ce sujet : « *Ex Sequanis optima suilla salsamenta Romam perferuntur.* » Après bien des vicissitudes, cette riche contrée qui avait valu à ses habitants, avant la domination romaine le nom d'*Hériens* (du mot celtique *Her*, conservé encore dans la langue allemande, qui veut dire *riche*), tour à tour pays bourguignon, pays allemand, ravagé au huitième siècle par les Sarrasins, deux cents ans plus tard par les Hongrois, objet de la convoitise de tous, échut au dixième siècle, en 941, à un comte de Mâcon, Albéric, qui fut la tige des comtes de Bourgogne et des sires de Salins. Vers le milieu du quatorzième siècle, le duc et comte de Bourgogne, Eudes IV, perdit les salines et le territoire de Salins, les seigneurs franc-comtois s'étant révoltés contre la domination bourguignonne. Depuis, ce pays fut tour à tour franc-comtois, espagnol et définitivement français, par l'annexion définitive de la Franche-Comté à la France, sous Louis XIV.

Je ne veux pas me livrer à une recherche historique étendue sur l'usage thérapeuthique de l'eau de Salins. Des investigations de cette nature exigeraient des commentaires nombreux que ne comporte point la nature de ce livre. Je pense même que la tradition, à moins que son texte ne soit parfaitement formel, très-explicite, à l'abri de toute erreur, ne peut avoir comme élément de certitude, une prétention inopportune de vieillesse très-avancée, car alors on peut ne s'appuyer que sur ce qui n'est que chaos et qu'incertitude; l'on court le risque, en interprétant les choses à sa manière, de leur donner parfois une signification qu'elles n'ont point en réalité. Un ancien médecin de Salins, Germain père, décédé il y a deux ans, auquel la science géologique doit beaucoup, surtout dans ses applications au territoire de la Franche-Comté, attribuait une origine fort ancienne à l'usage thérapeutique de l'eau de Salins. Je veux citer son texte, qui a certainement de l'intérêt, tout en m'abstenant de le discuter comme je serais disposé à le faire. Je ferai donc remarquer seulement que, dans le passage de la vie de saint Anatoile, où il est fait mention des usages thérapeutiques de l'eau de Salins, il n'y a rien qui soit précis, il n'y a la relation d'aucune pratique qui réponde à une indication formelle. « Si l'on ne trouve point de vestiges d'anciens bains dans cette localité, il est néanmoins très-probable que, même à l'époque celtique, ces eaux servirent à la fabrication du sel commun, de même qu'au traitement des maladies. La découverte, à Salins, d'une baigneuse en bronze, accroupie sur le linge qui avait servi à l'essuyer, fait conjecturer qu'il existait au bord de la Furieuse un *balnea* ou établissement de bains, qui remonte aux premiers temps de l'empire romain, à cause de la perfection rare de cette statuette, au bas de laquelle est sculptée une écrevisse, signe zodiacal qui annonçait l'époque de l'année favorable aux bains. Cette interprétation n'a rien de hasardé, quand on pense à l'importance hygiénique que les Romains attachaient à l'usage des bains minéraux et à la création d'établissements de ce genre sur les rivages maritimes, ainsi que dans tous les lieux pourvus d'eaux minérales soumis à leur domination; ils furent détruits, de même que celui de Montmorot, près de la saline de ce nom (Jura), avec les autres monuments de leur civilisation, lors des invasions des peuples du Nord; mais les anciens habitants de la contrée des Hériens, qui avaient conservé par la tradition les souvenirs de l'efficacité médicale des eaux salées, continuèrent à les employer pour combattre diverses maladies. Nous lisons dans la vie de saint Anatoile, patron de Salins, écrite au douzième siècle, le passage suivant; il confirme en partie ce que j'avance, et donne à ces conjectures le caractère de la vérité :

« De l'archevêché de Besançon dépend une région appelée Scoding, dans laquelle est une vallée traversée par une route qui conduit à Rome : *Romano itineri pervia, quæ Salinis bene sub nomine dicitur;* le nom de Salinum que porte cette ville lui convient d'autant mieux qu'on fabrique en cet endroit une grande quantité de sel. Au-dessus de cette gorge s'élève une montagne d'un aspect agréable; on lui donne, à cause de son beau site, le nom de Mont-d'Or, *Mons aureus.* A ses pieds, s'échappe une source limpide, dont l'eau employée sous forme de bains, a la propriété de guérir un grand nombre de maladies. *Fons limpidissimus emanet, qui diversis œgrotantibus, si eo lauti fuerint, sanitatem accommodat.* » (Bolland., *Acta sanct.*, 3 febr.)» (*Sources minérales de la saline de Salins,* par le docteur Germain père — page 227). L'auteur a soin de nous dire que cette citation se rapporte aux sources salées qui jaillissent au pied de la montagne de Saint-André : elle s'appelait *Mons aureus*, non à cause de la beauté de son site, mais parce qu'elle recélait dans ses couches profondes le trésor minéral des sources salées. Encore une fois, je ne veux en aucune façon contester l'antiquité de l'emploi thérapeutique de l'eau de Salins, je veux dire seulement que je ne partage point ce mode de procéder dans l'histoire de l'art médical. Comme je l'ai dit, il faut toujours se garder des interprétations et, d'ailleurs, il n'existe point en tout ceci la netteté et la précision que l'on veut dans les choses de l'histoire.

L'établissement des bains, fondé en 1858, est situé au centre de la ville, au pied même de la montagne que couronne le fort Saint-André. Il a été construit sur le lieu même de la source qui est sous les constructions, à quatre-vingt-cinq marches au-dessous du sol. Il y a trois sources voisines l'une de l'autre, qui sortent de la roche dolomitique et se réunissent en une seule, celle que l'on appelle la source de l'établissement ; elle ne sert que pour les usages du traitement à Salins. L'eau est froide, elle est à une température moyenne de 10° c. Une machine hydraulique dont la roue est mise en mouvement par une prise d'eau sur la Furieuse et également, pendant la saison des bains, par l'eau qui s'échappe du déversoir d'un canal dans lequel se répand l'eau des baignoires, la distribue dans l'établissement. Cette eau est chauffée pour les usages du traitement. Le rendement de la source, par 24 heures, est en moyenne de 3,400 hectolitres. Afin de ne pas être au dépourvu, non pas que la source diminue notablement de quantité par les temps de sécheresse, mais parce que la prise d'eau peut quelquefoisne plus être assez forte pour faire mouvoir suffisamment vite la roue de la machine hydraulique, l'on a fait construire un réservoir en un point de la ville peu éloigné. Ce réservoir, situé sous la place Saint-Jean, renferme 502,817 litres d'eau. Il est construit de telle sorte qu'il forme, avec les conduits qui y aboutissent, une branche d'un syphon dont la seconde branche est constituée par une construction élégante, une tour à la partie supérieure de laquelle sont placées de grandes cuves toujours pleines d'eau qui y est amenée par la machine hydraulique et qui, d'autre part, sont en communication, avec le réservoir de la place Saint-Jean. C'est ainsi, par le niveau du terrain et des constructions, que se trouve très-ingénieusement établi ce syphon.

A la partie supérieure de cette tour se trouvent encore quatre cuves plus petites, à quarante-cinq pieds au-dessus du sol, contenant l'eau qui doit servir aux douches. On voit que la force de projection est suffisamment grande : on peut d'ailleurs la graduer et l'amoindrir si l'on veut, en ouvrant plus ou moins les robinets. Il y a quatre cabinets de douches, deux pour les hommes, deux pour les femmes. On peut doucher dans les quatre cabinets à la fois. Cinquante-cinq baignoires, les unes en pierres du Jura, les autres en fonte émaillée, dont vingt-cinq réservées aux hommes et trente aux femmes, assurent un service facile et rapide. Tous les cabinets de douches correspondent avec un cabinet de bain, de telle sorte que les malades peuvent, sans aucune difficulté et sans s'exposer au froid, passer de la douche au bain ou du bain à la douche.

Les Eaux-Mères sont amenées de la saline de Salins située dans la ville, à une petite distance de l'Etablissement des Bains, par des conduits dans deux grands réservoirs en plomb. Elles sont ajoutées suivant les besoins, en quantité variable, à l'eau des bains, afin d'augmenter la minéralisation. Mais, je le dis de suite, comme je l'ai déjà démontré en 1861, dans mon *Mémoire sur l'Eau de la source de Salins et son emploi en thérapeutique*, extrait de la revue médicale française et étrangère, de Strasbourg, l'eau de la source est la base du traitement.

Une grande piscine, de forme ronde, à toiture très-élevée, où l'air circule aisément, ayant des cabinets séparés disposés sur le pourtour, renferme 86,000 litres d'eau. Elle a un peu plus d'un mètre de profondeur On peut y nager très-aisément, on y descend avec facilité par des marches qui vont jusques au fond. Celui-ci est très-uni et ne cause aux pieds aucune impresssion désagréable. Un large déversoir permet de renouveler l'eau de la piscine très-facilement. C'est entièrement de l'eau de la source qui s'y trouve. Elle est chauffée et portée à environ 32° C. Plusieurs heures sont réservées aux dames, et plusieurs aux messieurs.

Il y a à Salins une série complète d'appareils hydrothérapiques: bain de cercle, douches variées, en arrosoir, en jet, en lame, douches verticales, en petite et en grande piscine, immersion dans une piscine où l'eau est sans cesse mouvementée par une lame d'une largeur de près d'un mètre qui arrive avec force et agite sans cesse l'eau, douche en bain de siége, périnéale, vaginale, lombaire, fauteuils pour sudation, etc.

L'eau de la source est bue, comme je le dirai plus loins, avant, et mienx pendant et après le bain. On la prend telle qu'elle vient de la source, par conséquent non gazeuse, ou gazérifiée artificiellement à l'aide de l'appareil Savarèse.

Cet établissement de Salins, un bienfait pour la contrée, un service rendu à la France qui peut trouver chez elle un lieu parfaitement installé pour prendre les eaux que naguère elle allait chercher en Allemagne, a tenu à ne négliger aucune des exigences d'un traitement vraiment médical. Il a à sa disposition une eau excellente, qui répond aux besoins d'un grand nombre, et, aujourd'hui, les faits cliniques, recueillis et classés scientifiquement, lui font une tradition (1).

(1) Pour la description si intéressante de Salins, de ses environs et des sites magnifiques qui en sont voisins, consulter le livre de M. Hyacinthe Audiffred, — *Une saison à Salins, guide pittoresque du baigneur*, — à la Librairie nouvelle, boulevard des Italiens, 15, et chez Auguste Fontaine, passage des Panoramas, 35.

CHAPITRE II

ANALYSE CHIMIQUE DES EAUX, EAUX-MÈRES ET SELS D'EAUX-MÈRES DE SALINS.

En 1861, nous avons publié dans les *Annales de la Société d'hydrologie médicale de Paris*, t. VII, un travail sur les eaux du trou de sonde, les eaux mères et les sels d'eaux mères de Salins (Jura); les divers échantillons soumis alors à notre analyse, avaient été adressés à la Société d'hydrologie par feu M. le docteur Germain, médecin inspecteur-adjoint de ces eaux. Les différences que nous avons constatées entre les résultats de nos analyses et ceux qui avaient été obtenus précédemment par M. Desfosses de Besançon, d'un côté, et par MM. Dumas, Pelouze, Favre de l'autre, nous avaient fait désirer de nous livrer à une étude plus approfondie des eaux de Salins, de rechercher l'iode par les méthodes d'investigations plus rigoureuses récemment introduites dans la science, et de fixer avec exactitude le chiffre du brome qu'elles renferment.

Il importe de ne pas confondre les eaux de Salins qui servent à l'alimentation de l'établissement des bains dont nous allons parler, avec l'eau du trou de sonde employé à l'extraction du sel de cuisine dont nous avons fait connaître la composition dans notre publication de 1861. Les eaux qui font l'objet du travail que nous publions aujourd'hui ont été puisées par nous en 1861, à la source de Salins; il ne peut donc exister aucun doute sur leur authenticité ; nous dirons de même pour les eaux mères et les sels d'eaux mères.

Les eaux de Salins appartiennent au groupe des eaux chlorurées sodiques, fortement minéralisées; elles sourdent au milieu d'une roche dolomitique à une profondeur de 22 mètres au-dessous du sol, elles sont situées au-dessous de l'établissement.

La roche de Salins au sein de laquelle sourdent les eaux, nous a présenté la composition suivante :

Sels solubles presque exclusivement formés par des chlorures de sodium	0,03
Acide silicique	9,00
Carbonate de chaux	78,00
— de magnésie	13,02
Peroxyde de fer	Traces.

Le fragment de roche analysée avait été détaché à une distance de six à huit mètres du puits dans lequel l'eau avait été puisée.

L'analyse démontre que l'eau de Salins utilisée dans l'établissement des bains, les eaux mères et les sels d'eaux mères renferment les mêmes éléments, les proportions seules varient; il nous suffira par conséquent d'indiquer les procédés que nous avons employés pour doser les éléments de l'un de ces liquides, sans qu'il soit nécessaire de les répéter pour les autres.

EAUX-MÈRES DE SALINS

L'emploi des eaux mères des salines constituent une thérapeutique extrêmement importante, très usitée en Allemagne ; elle commence à être connue en France, mais elle n'y a pas encore acquis tout le développement qu'elle mérite.

Les eaux mères sont les résidus de l'évaporation des salines où l'on emploie le chlorure de sodium pour la consommation générale. Ce résidu renferme à un très-grand état de concentration des principes solubles, dans lesquels domine le chlorure de sodium et où l'on trouve les sels moins cristallisables, tels que les bromures et les iodures, auxquels on attribue plus spécialement l'efficacité thérapeutique.

L'eau de Salins employée à l'extraction du sel de cuisine, provient du trou de sonde pratiqué dans le sol supérieur de la saline. Cette eau a pour origine une nappe d'eau souterraine qui se minéralise en lavant la couche de sel gemme de formation triasique; c'est à l'aide de pompes mues par une machine hydraulique, que quinze cents hectolitres d'eau sont ramenés chaque jour dans les chaudières de l'usine ; celles-ci sont placées au-dessus d'un foyer et surmontées d'un chapeau prismatique en bois ; la durée de la cuite varie selon le grain que l'on veut obtenir, elle varie de vingt-quatre, quarante-huit et quatre-vingt-seize heures. Le plus souvent c'est le sel de vingt-quatre heures que l'on prépare : à mesure que la concentration s'opère, le sel cristallisé se précipite, on l'enlève et on le fait égoutter et dessécher, il reste pour résidu un liquide jaune fauve, onctueux au toucher, d'une saveur âcre et amère; après dix à quinze cuites, on sépare ce liquide, c'est ce qui constitue les eaux mères des salines, *Mutter-Laüge* des Allemands.

Toutes les eaux mères des salines n'ont pas une composition identique, quoique très-analogue ; dans celles de Salins, c'est le chlorure de sodium qui domine (168 grammes sur 417 grammes de résidu pour mille) : dans celles de Bex, c'est le chlorure de magnésium (142 grammes sur 292 gr. de résidu sur mille d'eau). Il en est de même de celles de Nauheim, tandis qu'à Kreusnach, c'est le chlorure de calcium qui domine (205 grammes sur 316 grammes de résidu sur 1,000 gr.); les eaux mères de la saline de Salies (Béarn) se rapprochent par leur composition de celles de Salins.

Quoique la plupart des eaux chlorurées sodiques renferment des quantités considérables d'iode, il est à remarquer que l'on ne trouve plus ou à peine cet élément dans les eaux mères et surtout dans les sels d'eaux mères ; cela tient évidemment à la volatilisation ou mieux à l'entraînement, et peut-être à la décomposition de l'iodure de sodium pendant l'évaporation de l'eau des salines. On comprend sans peine que par une ébullition tumultueuse et longtemps soutenue, il puisse y avoir déperdition de la totalité ou de la plus grande partie de l'iode; on pourrait l'éviter en ajoutant un peu de potasse pure pendant l'évaporation, mais il reste à savoir si cette addition ne nuirait pas à la cristallisation régulière du chlorure de sodium. Nous avons trouvé des traces d'iode dans les eaux mères de Salins; nous l'avons dosé dans celles de Salies ; Ozann les indique dans celles de *Kreuznach*, Broméis à *Nauheim* et on le dose à Bex.

Les bromures sont beaucoup plus importants que les iodures dans les eaux mères. Il existe à leur sujet de grandes divergences dans les analyses de la même eau ; ainsi tandis que Ozann a signalé dans les eaux mères de *Kreuznach* la présence de 44 gram. de brômure de calcium, de 20 gram. de bromure de sodium et de 12 grammes de bromure de magnesium (*Durand-Fardel*, *Traité thérapeutiquc des eaux minérales*, page 121), MM. Mialhe et Figuier ne trouvent, dans ces eaux mères, que 2 grammes, 6 de bromure de magnésium et 8 grammes, 7 de bromure de sodium. D'un autre côté, tandis que MM. Mialhe et Figuier trouvent, dans les eaux mères de Nanheim, 4 gr. 04 de bromure par kilo d'eau mère, M. Bromëis ne trouve que 6 grammes 7584 de bromure de potassium dans 7680 grammes de la même eau, c'est-à-dire moins de 1 gramme par litre. C'est sans doute pour signaler ces divergences qui, aussi considérables qu'elles le sont, indiquent nécessairement une erreur, que M. Durand-Fardel, *page* 121, en rappelant que, d'après Ozann, il y aurait 76 grammes de bromure par kilogramme des eaux mères de Kreuznach, dit aussitôt : « Il est vrai que MM. Figuier et Mialhe réduisent ces chiffres, d'après leurs propres recherches, à 11 grammes, 3 de bromure : bromure de magnésium 2,6, et bromure de sodium 8,7. » MM. Figuier et Mialhe n'ont point trouvé de bromure de calcium. Et d'ailleurs, deux pages plus loin, page 123, à l'alinéa concernant l'analyse des eaux mères de Kreuznach, M. Durand-Fardel, citant l'analyse d'Ozann, la ramène toutefois, quant au chiffre de bromure, à 11,3, chiffre trouvé par MM. Mialhe et Figuier.

Nous pourrions multiplier les exemples de ces divergences de chiffres ; quant à la valeur des bromures, on sait qu'elle peut varier avec chaque chimiste, puisque l'admission de tel ou tel bromure est le résultat du calcul et non celui de l'expérience; on conçoit du reste que ceci puisse influer sur les chiffres, selon que l'on combinera le brome trouvé avec des métaux dont l'équivalent sera plus ou moins élevé ; c'est ainsi que des poids égaux de bromure de potassium et de bromure de sodium ne renferment pas des poids égaux de brome pour la seule raison que l'équivalent du sodium est beaucoup moins élevé que celui du potassium.

D'un autre côté, il faut reconnaître que les chiffres du brôme trouvés à l'analyse peuvent varier selon la méthode de dosage employée, et nous aurons nous-même à expliquer, comment il se fait que nous avons trouvé plus de bromure de sodium dans cette dernière analyse.

Analyse qualitative.

L'eau de Salins, les eaux mères et les sels d'eaux mères présentent les mêmes caractères chimiques, dont l'intensité augmente en raison de leur concentration.

L'eau de Salins est limpide, incolore, inodore, sa saveur est très-fortement salée; malgré ce qu'on en dit généralement, elle est supportée par l'estomac, soit pure, soit mélangée avec son volume d'eau ordinaire, surtout lorsqu'elle a été gazéifiée par l'acide carbonique; elle est sans action sur les couleurs bleues végétales.

Traitée par le nitrate d'argent, l'eau de Salins produit un précipité blanc caillebotté, insoluble dans l'acide azotique froid ou bouillant, se dissolvant presque en entier dans l'ammoniaque concentrée.

Lorsqu'on la traite par le chlorure de baryum acide, on obtient un précipité blanc grenu, insoluble dans tous les acides, soluble dans l'acide sulfurique très-concentré, et qui, étant fortement calciné avec du charbon, produit un sulfure de baryum parfaitement caractérisé.

Lorsqu'on soumet à une évaporation très-ménagée un poids déterminé d'eau, on obtient un résidu blanc qui, étant maintenu à une température de 110° C. jusqu'à ce que deux pesées successives, faites à une demi-heure de distance, aient fourni le même résultat, donne par différence le poids de l'eau et directement celui des sels; ceux-ci, fortement calcinés, il ne se produit pas la moindre trace de matières charbonneuses. Toutefois, les sels d'eaux mères et les eaux mères elles-mêmes perdent de leur poids par la calcination, et la masse prend d'abord une coloration qui disparait bientôt, ce qui indique la présence de traces de matières organiques qui se sont mêlées à l'eau pendant l'évaporation, car l'eau de la saline n'en renferme pas.

Le résidu de la calcination étant repris par l'eau fortement acidulée par l'acide chlorhydrique, et par le même acide très-concentré, il n'est resté aucun résidu et la solution acide était sans action sur le papier jaune de Curcuma.

Lorsqu'on met dans une cornue en verre deux litres d'eau de Salins, un litre d'eaux mères ou 300 grammes de sels, dissous dans 700 grammes d'eau distillée, parfaitement pure, avec 20 à 25 grammes d'une solution de perchlorure de fer à 45° et qu'on distille, les premières gouttes de liquide que l'on obtient contiennent des traces manifestes d'iode dont on constate parfaitement la présence, et plaçant dans le col du récipient ou de la cornue, et dans le récipient lui-même, du papier amidoné, humecté d'eau, celui-ci bleuit rapidement, surtout avec l'eau de Salins, et très-faiblement avec les eaux mères et les sels, ce qui paraît devoir être attribué aux causes que nous avons indiquées plus haut.

Lorsqu'on traite l'eau de Salins par un courant de chlore, on obtient un liquide coloré en jaune qui, étant agité avec de l'éther, est décoloré; tandis que l'éther devient jaune, celui-ci, évaporé spontanément, laisse du brome pour résidu; l'eau chlorée, traitée par l'amidon, celui-ci n'est pas coloré en bleu, même lorsqu'on prend la précaution de détruire le chlorure d'iode qui aurait pu se former au moyen de l'hydrogène naissant, selon le conseil de MM. O. Henry et Humbert. Nous avons vu, au contraire, que par le perchlorure de fer, proposé par M. Bouis, nous avons constaté avec la plus grande facilité la présence de traces d'iode.

Le sulphydrate d'ammoniaque ne détermine, même après quelques heures, aucune coloration ni aucun précipité dans les eaux de Salins; elles ne renferment donc, par conséquent. aucun des métaux des quatre dernières sections; mais les sels d'eaux mères, dissous dans l'eau, laissent un résidu qui, étant traité par l'acide chlorhydrique, donne une liqueur qui précipite en noir par le tannin et par le sulphydrate d'ammoniaque, et en bleu par le ferrocyanure de potassium.

Ce fer provient évidemment des chaudières en tôle dans lesquelles s'opère l'évaporation de l'eau.

L'oxalate d'ammoniaque, en présence d'un sel ammoniacal, détermine un précipité très-abondant d'oxalate de chaux; il en est de même du phosphate d'ammoniaque qui donne un précipité abondant de phosphate ammoniaco-magnésien; l'eau, ainsi privée de magnésie, et après avoir séparé le précipité par la filtration, étant évaporée, on obtient un résidu dans lequel le bichlorure de platine indique la présence de la potasse et l'antimoniate de potasse dissous, et l'alcool enflammé, celui de la soude.

Les eaux mères et les sels d'eaux mères ne précipitent pas par l'oxalate d'ammoniaque en présence du chlorhydrate d'ammoniaque, d'où il faut conclure que les eaux et les sels ne renferment pas de chaux.

Nous avons vainement cherché la présence du fluor dans l'eau de Salins; nous avons opéré sur le résidu de l'évaporation de 40 litres d'eau et suivi la méthode de M. Nicklès, en nous entourant de toutes les précautions indiquées par ce chimiste.

Les eaux de la source de Salins renferment seulement des traces d'acide carbonique; en effet, en opérant sur deux litres d'eau et en traitant par le chlorure de baryum ammoniacal, nous avons obtenu un précipité qui, étant séparé par filtration à l'abri du contact de l'air pur, lavé, desséché et pesé, a perdu quelques milligrammes de son poids lorsque nous l'avons traité par l'acide azotique étendu. En opérant de la même manière sur les eaux mères et sur les sels d'eaux mères nous n'avons pu y constater la présence des moindres traces d'acide carbonique, et comme les eaux de la saline en renferment, il est certain que ce carbonate se dépose à l'état de carbonate de chaux pendant la concentration, ce dont nous nous sommes assuré en analysant les dépôts que l'on trouve dans les chaudières à évaporation, ainsi que le faible résidu que laissent les sels d'eaux mères lorsqu'on les traite par l'eau.

De tout ce qui précède, il résulte que l'eau de la source de Salins renferme les éléments solufiables suivants :

Du chlore.
Du brome.
De l'iode.
De l'acide sulfurique.

De l'acide carbonique (traces).	De la magnésie.
De la soude.	De la chaux.
De la potasse.	

Le résidu de l'évaporation des eaux mères ou *sels d'eaux mères*, et les eaux mères elles-mêmes ne renferment pas d'acide carbonique dans leur partie soluble; mais les sels laissent un faible résidu, insoluble dans l'eau, qui contient des traces de carbonate de chaux et de magnésie.

ANALYSE SPECTRALE. — Le résidu de soixante litres d'eau de la source de Salins a été traité par la méthode indiquée par M. Grandeau, et le produit a été soumis à l'analyse spectrale; nous n'y avons constaté ni *rubidium* ni *cœsium*, ce qui confirme l'analyse de M. Grandeau; nous n'avons pu y constater non plus la présence du *lithium*.

Analyse quantitative

Les éléments chimiques des eaux de Salins, des eaux mères et des sels d'eaux méres étant les mêmes, il nous suffira d'indiquer pour les eaux mères les procédés de dosage que nous avons suivis et nous nous contenterons de donner pour les autres les résultats obtenus.

Dosage du Brôme. — Les divers procédés de dosage du brôme dans les eaux minérales sont plus ou moins défectueux. Celui qui consiste à mettre en liberté le brome par un courant de chlore et à déposer le brôme au moyen de l'éther, à laver à cinq ou six reprises à l'eau distillée l'éther bromé ; à saturer par la potasse caustique, à calciner le brômure de potassium obtenu et à transformer celui-ci en brômure d'argent, présente plusieurs causes d'erreur; aussi l'avons-nous abandonné pour suivre un autre procédé non publié, mais que nous savons avoir été employé avec succès par M. Balard, notamment pour l'analyse des eaux mères de Salins. Voici comment nous avons opéré :

Nous avons d'abord titré au moyen de l'acide arsénieux, par la méthode de Gay-Lussac, une eau chlorée préparée au moment du besoin.

D'autre part, nous avons pris deux cents grammes d'eau mère parfaitement filtrée, et nous l'avons traitée par un courant de chlore, en ayant le soin d'agiter avec de l'éther sulfurique bien pur de temps en temps jusqu'à ce qu'il n'y ait plus eu coloration de l'éther; à ce moment les solutions éthérées ont été réunies et nous y avons ajouté de la limaille de zinc en excès, et nous les avons abandonnées à l'évaporation spontanée; le brômure de zinc ainsi obtenu a été repris à plusieurs reprises successives par l'eau distillée, toutes les liqueurs réunies furent filtrées et le filtre fut lavé à l'eau distillée; on y ajouta alors goutte à goutte la solution de chlore titrée placée dans une burette divisée en vingtièmes de centimètres cubes jusqu'à cessation de coloration de la liqueur et jusqu'à ce que l'éther agité avec le liquide cessât d'être coloré; par la quantite de chlore employé pour la décomposition du brômure de zinc, on calcule la proportion de brôme mis en liberté.

En opérant de la sorte nous avons trouvé que deux cents grammes d'eaux mères renferment 0,19075 de brôme, soit pour 1,000 grammes, 1,9075.

Dosage du chlore. — 2,50 d'eaux mères ont été traités par le nitrate d'argent; le précipité obtenu a été lavé à l'ean distillée et à l'eau acidulée par l'acide azotique, puis desséché et pesé; du poids du brômure et du chlorure d'argent obtenus on a défalqué celui du brômure correspondant au brôme trouvé et par différence nous avons obtenu le poids du chlorure d'argent et conséquemment celui du chlore qui a été égal à 146,7332 pour 1,000 grammes d'eau.

Dosage de l'acide sulfurique. — 3,80 d'eaux mères traités par le chlorure de baryum acidulé par l'acide chlorhydrique ont donné un précipité qui, ayant été bouilli dans l'acide azotique, lavé à l'eau distillée et séché, pesait 0,47, soit 123,7 de sulfate de baryte pour 1000, correspondant à 42,5132 d'acide sulfurique.

Dosage de la Magnésic. — 5 grammes d'eaux mères traités par le phosphate d'ammoniaque ont donné un précipité qui, étant lavé et calciné, était représenté par 0,350 de phosphate de magnésie bibasiqne, soit 70, pour 1000 grammes correspondant à 25,6458 de magnésie anhydre.

Dosage de la potasse.—3,20 d'eau mère traités par le chlorure de platine et le précipité lavé à l'alcool et séché était constitué par 0,59 de chlorure double de platine et de potassium, soit 184,3 pour mille, correspondant à 34,5616 de potasse.

Dosage de la soude. — 2,80 d'eau mère ont été traités par un excès d'eau de baryte ; après filtration et lavage du précipité, tous les liquides réunis ont été traités par un excès de carbonate d'ammoniaque; après avoir séparé par filtration le précipité formé, lavé celui-ci et réuni les eaux de lavage au liquide filtré, le tout a été évaporé à siccité; le résidu dissous de nouveau dans l'eau, filtré et évaporé à sec, et calciné au rouge sombre afin de ne pas volatiliser le chlorure de sodium, nous avons obtenu un mélange de chlorure de potassium et de sodium qui a été pesé ; le poids de la potasse étant déjà connu a été rapporté à la quantité équivalente de chlorure de potassium, et le poids de celui-ci a été retranché du poids total des chlorures de potassium et de sodium obtenus; nous avons trouvé, en opérant de la sorte que 1000 grammes d'eaux mères renfermaient 100,7747 de soude.

Principes fixes. — Deux grammes d'eau mère ont été évaporés dans le récipient de la machine pneumatique, en absorbant les vapeurs produites au moyen de l'acide sulfurique mono-hydraté; le résidu desséché à 110° et maintenu longtemps à cette température pesait 3,225 soit pour 1000 grammes 322,5.

Des analyses qui précèdent, il résulte que mille grammes d'eaux mères de Salins renferment :

Iode	Traces.
Brome	1,9075
Chlore	146,7332
Acide sulfurique	42,5132
Magnésie	25,6458
Potasse	34,5616
Soude	100,7747
Peroxyde de fer	Traces.

que nous proposons de grouper ainsi :

Iodure de sodium	Traces.
Bromure de potassium	2,8420
Sulfate de potasse	65,5856
— de soude	22,0600
Chlorure de magnésium	60,9084
— de sodium	168,0400
Peroxyde de fer	Traces.
Eau par différence	680.5640
	1000,0000

On comprendra sans doute que les eaux mères peuvent varier dans leur composition selon que la concentration a été plus ou moins grande, selon surtout qu'elles proviennent de cristalisation de 24, 48 ou 96 heures, selon, en un mot, qu'elles sont le résidu d'une plus ou moins grande masse d'eau. Toutefois, on peut les considérer comme ayant une composition assez constante.

Nous avons déjà dit que les eaux mères laissaient souvent déposer un précipité calcaire effervescent, nous avons analysé ce précipité et nous avons trouvé qu'il renfermait :

Eau	10,000
Acide silicique	1,700
Carbonate de magnésie	30,774
— de chaux	57,526
	100,000

ou bien plutôt, ce qui semble plus probable à cause de l'état gélatineux de l'acide silicique, lorsqu'on traite ce résidu par l'acide chlorhydrique, il serait plus rationnel d'admettre dans ce précipité la présence du silicate de chaux; on aurait alors :

Eau	10,000
Silicate de chaux	2,380
Carbonate de magnésie	30,774
— de chaux	56,445
Total	100,000

SELS D'EAUX-MÈRES

Les eaux mères donnent par évaporation à peu près le tiers de leur poids de sels, dont la composition est analogue avec celle des eaux mères elles mêmes, mais dans lesquels toutefois il ne faudrait pas rechercher un rapport absolu de composition, en raison des déperditions qui s'opèrent pendant la concentration des liquides, et pendant la dessication des sels. D'ailleurs, ceux-ci sont très-hygrométriques, et leur conservation exige des vases en terre parfaitement bouchés.

En opérant comme nous l'avons dit précédemment, nous trouvons que mille grammes de sels d'eaux mères renferment :

Iode	Traces.
Brôme	4,4800
Chlore	313,0113
Acide sulfurique	135,3240
Magnésie	60.0113
Potasse	10,2252
Soude	327,3246
Matières insolubles... Inorganiques, silice, peroxyde de fer, carbonate de chaux et de magnésie	0,2000
Matières insolubles... Organiques	0,0800

Ou bien :

Iodure de sodium	Traces.
Bromure de potassium	6,6752
Sulfate de potasse	19,7020
— de soude	224,1605
Chlorure de magnésium	142,5268
— de sodium	433,3286
Matières insolubles... Inorganiques, sesquioxyde de fer avec traces de silice, carbonate de chaux, carbonate de magnésie	0,2000
Matières insolubles... Organiques	0.0800
Eau par différence	173,3269
Total	1000,0000

Au moyen de ces sels, on pourra préparer avec l'eau ordinaire des bains médicinaux qui, par leur composition, se rapprochent des eaux fortement chlorurées, sodiques et brômurées; nous ne doutons pas que la thérapeutique ne tire un jour un grand parti de l'emploi de ces sels, il suffira au médecin d'en faire usage pour combattre le lymphatisme et la scrophule, pour que nous cessions bientôt de payer à l'Allemagne un tribut onéreux pour les sels de Nauheim et de Kreuznach qui sont à peu près les seuls utilisés jusqu'à ce jour.

EAU DE SALINS

L'eau de Salins qui alimente le magnifique établissement qui s'éléve sur les sources est extrêmement abondante, elle suffit au service des bains, d'une grande piscine, d'un service de douches parfaitement organisé, et de tous les appareils d'hydrothérapie.

Les résultats de notre analyse diffèrent surtout de ceux obtenus par M. Desfosses de Bezançon, par des traces très sensibles et dosables d'iode, différences qui doivent être attribuées aux procédés plus exacts de dosage que nous avons employés, procédés qui ont été récemment introduits dans la science.

Mille grammes d'eau de la source de Salins nous ont donné les résultats suivants :

Iode	Traces.
Brôme	0,02055
Chlore	13,97202
Acide carbonique	Traces.
— sulfurique	1,14560
Chaux	0,58333

Magnésie	0.36637
Potasse	0,53065
Soude	11,21701
	27,83553

Ou bien :

Iodure de sodium	Traces.
Brômure de potassium	0,03065
Chlorure de potassium	0,25662
— de magnésium	0,87012
— de sodium	22.74515
Carbonate de chaux	Traces.
— de magnésie	Traces.
Sulfate de chaux	1,41666
— de potasse	0,68080
	26,00000

DEUXIÈME PARTIE

CHAPITRE PREMIER

MODES D'ADMINISTRATION DES EAUX DE SALINS

L'eau de la source de Salins est ordonnée depuis un jusqu'à deux, trois et même un plus grand nombre de verres. J'en ai vu prendre jusqu'à six verres dans la journée, sans provoquer aucun phénomène fonctionnel, qui dût en faire cesser l'emploi. C'était en 1859, chez un jeune homme de vingt ans qui offrait un exemple remarquable de scrophule grave. Après des affections des parties molles qui avaient commencé dès le bas âge, plusieurs des métacarpiens et des os phalangiens, à l'une et à l'autre main, étaient devenus malades à leur tour. Un commencement de cachexie était manifeste. Outre les bains graduellement minéralisés qu'il prenait chaque jour, je lui avais prescrit de boire progressivement jusqu'à trois verres d'eau de la source. Ce pauvre malade, très-affligé de sa triste situation, voulut mieux faire et aider à sa guérison en dépassant ma prescription : il prit, à mon insu, jusqu'à six verres d'eau, et cela pendant dix jours au moins. Ce fait fut pour moi un enseignement. Je savais fort bien, contrairement à ce que l'on avait prétendu, que l'on pouvait prendre impunément, et le plus souvent au bénéfice de la cure, plus d'un demi verre, plus d'un verre d'eau. Jusqu'en 1859, on avait agi ainsi, croyant que l'on devait avoir les craintes les mieux fondées pour ne pas aller au delà de cette faible dose. J'avais déjà reconnu en cela une pratique trop timide qui aboutissait certainement à ne point atteindre en quelque sorte l'effet thérapeutique, et je donnais souvent jusqu'à deux et trois verres d'eau. Le fait de mon jeune malade me frappa beaucoup et il fut pour moi la preuve de l'innocuité de l'eau de la source, comme médicament, quand son emploi répond à une indication très-précise, bien définie. C'est ce que je pense, du reste, de tous les médicaments qui doivent, pour être et demeurer utiles jusqu'à une amélioration définitive ou jesqu'à une guérison, moins influencer le malade que la maladie. Mais, j'aurai lieu de revenir tout à l'heure sur ce sujet, à propos de l'action physiologique des eaux.

L'eau en boisson peut se prendre à jeun, avant, pendant et après le bain : je préfère la faire prendre pendant et mieux après le bain. Je crois qu'il est préférable de ne point donner plus de deux verres à la fois.

Je veux le dire encore pour n'y plus revenir : je suis parfaitement convaincu que ces doses sont souvent nécessaires, et qu'en ceci, tout dépend, non pas seulement du bien faire dans le mode d'administration, mais aussi et surtout, dois-je le dire, tout dépend d'une accommodation parfaite, qu'on me permette l'expression, entre la maladie et le médicament. Mais tout est là en thérapeutique.

Cependant, le bien faire, dans le mode d'administration, n'a pas que des avantages, car il est une nécessité. Aussi, ne saurait-on trop voir ses malades, trop les surveiller, surtout quand on veut inaugurer un traitement de la valeur de celui dont je parle.

L'eau de la source renferme, par litre, d'après la dernière analyse de M. Réveil, 22gr.74516 de chlorure de sodium. Ce sel est, avec le brômure de potassium, 0,03065, l'élément le plus important, celui qui, en particulier, peut le mieux provoquer ces troubles fonctionnels qu'on reproche trop, à mon avis, parce qu'on ne les a peut-être pas suffisamment examinés *cliniquement*, aux eaux dont la salure est élevée.

Si, prendre chaque jour prés de 30 grammes, 30 grammes ou même un peu plus de chlorure de sodium provoque des pesanteurs d'estomac, des nausées, de la diarrhée, de la constriction gutturale, etc., ce n'est point un motif suffisant pour cesser l'usage de l'eau en boisson, quand la maladie paraît véritablement en nécessiter l'emploi. Il faut, sans altérer l'eau de la source bien entendu, et afin de la laisser ce qu'elle est, un produit de la nature, il faut, dis-je, essayer de la mettre dans des conditions telles que son emploi soit possible sans amener le cortège de ces troubles fonctionnels, ainsi la gazéifier artificiellement en y ajoutant de l'acide carbonique, ainsi encore en l'associant à un liquide adoucissant; l'eau de gomme, d'orge, les sirops et particulièrement le sirop de gomme conviennent bien. A l'aide de ces mélanges, l'eau est supportée davantage et sa saveur est changée. Toutefois, si je note cette modification dans la saveur de l'eau, la chose n'a qu'une très-médiocre importance, car il y a peu de malades qui aient une répugnance invincible à boire de l'eau qui immerge les bancs de sel gemme. Ce qui doit surtout fixer l'attention, c'est la façon dont l'eau est digérée. Il y a, sur ce sujet, à propos de la tolérance de l'estomac, une grande différence entre les effets de l'eau de la source de Salins en boisson, comme de plusieurs autres eaux qui sont, comme elle, bromo-chlorurées-sodiques et l'eau de la mer. Cette dernière, prise à l'intérieur, a des inconvénients sur lesquels j'ai déjà insisté. Je disais, en 1860, dans mon travail sur les eaux minérales de Salins, page 22 : « Il est aujourd'hui définitivement établi qu'on ne peut, sous ce mode d'emploi (*à prendre en boisson*) l'utiliser (*l'eau de la mer*) d'une manière générale en thérapeutique. Elle provoque des vomissements, et quand, exceptionnellement, elle peut être gardée par l'estomac, elle a des effets purgatifs assez intenses. Ces effets se répètent tant qu'on boit cette eau : la tolérance ne s'établit pas. M. Constantin James rapporte (*Guide aux eaux minérales*, page 441) : « Que Pierre le Grand voulut habituer de jeunes matelots à boire de l'eau de mer, en guise d'eau douce. Ils moururent pour la plupart, et, si l'on n'eût mis fin à ces expériences, tous probablement auraient succombé. » Ces fâcheuses propriétés de l'eau de la mer, en quelque point qu'on la prenne, sont dues sans doute, en partie du moins, aux traces d'un principe dont la plupart des analyses ne font pas mention. Ce principe, *substance organique des eaux de mer* (*mucosité de la mer*, de Bory de Saint-Vincent) appartient au groupe des substances organiques et est analogue aux substances coagulables des êtres vivants. En résumé, au point de vue de la thérapeutique, le seul qui doive tout spécialement nous occuper ici, l'eau de notre source peut être parfaitement supportée par l'estomac : l'eau de la mer ne peut l'être. Celle-ci est donc inutile sous ce rapport, tandis que la première rend de grands services, comme agent de la médication altérante. »

Les mélanges que j'indiquais à l'instant n'altèrent point la composition de l'eau de la source. Du reste, celle-ci peut être gardée fort longtemps, transportée, sans subir la moindre altération, ce qui est le fait des eaux bromo-chlorurées sodiques. Aussi, je regarde cette conservation de l'eau, comme un motif de succès, surtout si j'arrive à convaincre mes confrères autant que je le suis moi-même, de l'utilité très-grande, dans certaines conditions pathologiques déterminées, de faire boire l'eau de la source. Ce médicament, pris à l'intérieur, peut être, à mon avis, d'un puissant secours, en dehors de la saison des eaux, comme traitement d'hiver, soit comme complémentaire du traitement suivi sur les lieux mêmes, soit comme préventif dans un but de prophylaxie.

A Salins, les bains constituent la partie la plus importante du traitement. Leur durée est d'une heure le plus habituellement et leur température de 28° à 35° C. Mais on comprend que cette règle ne peut qu'être soumise aux nombreuses particularités qui résultent non-seulement de la maladie, mais aussi de l'individu. Aussi, les modifications qui découlent de l'appréciation de l'idiosyncrasie sont-elles ici extrêmement importantes; les négliger serait compromettre complétement le succès de la cure. Aux eaux, et plus particulièrement à Salins où la composition du médicament doit être changée, modifiée suivant les effets obtenus, une surveillance de chaque jour est indispensable. En effet, comme je viens de le dire, la minéralisation du bain, pour le succès de la cure, n'est généralement pas la même pendant toute la durée du traitement. En principe, celui-ci se compose du bain en eau de la source, bain qui, pour 200 litres d'eau, donne déjà, en principaux éléments (chlorure de sodium et bromure de potassium), 4 kilos, 549 grammes,

030 de chlorure de sodium et 16 grammes, 130 de bromure de potassium. J'insiste beaucoup sur ce fait et j'appelle à son sujet l'attention la plus sérieuse. Ces chiffres constituent une minéralisation très-remarquable.

L'eau de la mer qui est bien loin, *par la nature de son mode d'emploi,* de constituer un médicament analogue aux eaux bromo-chlorurées sodiques, n'a point, en les divers lieux, la fixité de minéralisation qu'on trouve dans les eaux bromo-chlorurées sodiques, et particulièrement dans les eaux de Salins. C'est un point très-important, quand il s'agit de l'accommodation d'un médicament à plusieurs maladies. Je ne parle ici que de l'eau de la mer qui baigne les côtes de France. Quant à la salure des diverses mers et en divers lieux, il y a des différences très-considérables. Ainsi, et j'emprunte ce détail au dictionnaire de Nysten, annoté par MM. Littré et Robin, page 461 : « Un litre contient, en moyenne, 8 grammes à peine de chlorure de sodium dans le nord de la Baltique, 27 grammes environ sur les côtes de la Grande-Bretagne, plus de 30 grammes dans la mer Méditerranée, et près de 90 grammes dans l'océan Atlantique, sous la ligne. En Europe, d'après de nombreuses recherches, les eaux de la Méditerranée contiennent la plus grande masse saline, 4, 1 c. en sels pour 100; celles de la Baltique la plus petite (à Dobéran) 1, 6 id. pour 100. Quant aux proportions de sels que contiennent les deux hémisphères, on peut dire que l'Austral est au Boréal : : 29 : 27.

Il en résulte que la fixité dans la minéralisation de la mer n'est point aussi absolue que celle trouvée dans les eaux dont la minéralisation provient de leur contact avec les bancs de sel gemme. En 1860, dans mon travail sur les eaux minérales de Salins, j'avais spécialement appelé l'attention sur ce sujet, et je disais, page 18 : «La composition de l'eau des mers qui baignent nos côtes est à peu près uniforme. « Dans les mers limitées, au contraire, dit M. Constantin James (*Guide pratique aux eaux minérales, page 441*), cette salure peut offrir des différences très-sensibles. Ainsi, la mer noire, qui reçoit, par les fleuves qui s'y déversent, des quantités considérables d'eau douce, et dont le trop plein s'épanche par le Bosphore, contient moins de sels que la Méditerranée. Cela se comprend ; où puisera-t-elle des matériaux salins suffissants pour remplacer ceux que le courant entraîne sans cesse vers la Propontide ? La mer Noire finira même par se dessaler complètement, ainsi, du reste, que cela est arrivé à la mer appelée lac de Baikal, dans la Tartarie. La preuve que ce lac, dont les eaux sont aujourd'hui pures et douces, était salé autrefois, c'est que des esturgeons, des phoques, des raies, des éponges, tous animaux qu'on ne rencontre que dans la mer, vivent maintenant dans ses eaux, et, chose singulière, paraissent s'y être parfaitement acclimatés. Par contre, le lac Elton, qui fournit plus de la moitié du sel que consomme annuellement la Russie, lequel sel est versé dans le commerce par la navigation remontante du Volga, est horriblement salé. Il en est de même de la mer Morte. On s'explique la grande concentration des eaux de cette mer, par cette circonstance, que son bassin est à plus de 400 mètres au-dessous des eaux de la Méditerranée, et que, pour se réduire au niveau actuel, il a fallu que l'évaporation lui enlevât une couche d'eau fort épaisse, laquelle, en abandonnant les sels qu'elle contenait, a laissé pour résidu ce que je nommerais presque de la saumure. Il n'est donc pas étonnant qu'aucun poisson ne puisse vivre dans ses eaux. »

De l'ensemble des analyses modernes (Voir *Annuaire de chimie*, par MM. Millon et Reiset, 1848 et suiv.), on peut tirer les conclusions suivantes :

1° L'eau puisée à 180 brasses de profondeur est notablement plus salée que l'eau puisée à la surface (1).

2° La salure diminue sensiblement vers les côtés, même autour des petites îles, remarque utile pour le médecin et le baigneur.

3° La différence chimique des chlorures dans l'Océan et la Méditerranée n'est pas assez grande pour expliquer la différence de leurs effets.

4° L'action de l'eau de la mer dépend beaucoup aussi de sa température. Or, qu'elle est cette température? Ce qu'il importe au médecin de connaître, c'est la température de la mer pendant la saison des bains. Nous avons trouvé, dans une monographie de M. Viel (*Des bains de mer à Cette*, in-8°, 1847), que, pendant les trois mois d'été l'on a constaté :

Océan, température moyenne.	16° C.
Méditerranée.	22° C.
(Moyenne de l'air extérieur.	25° C.)

Je tenais à démontrer qu'il n'y a aucune analogie entre le mode d'emploi de l'eau de la mer et celui de l'eau de Salins. En résumé, l'on peut boire cette dernière, tandis que ce

(1) Or, la brasse se représentait par la longueur des deux bras étendus et mesurait cinq pieds. 180 brasses représentent donc 900 pieds. Il peut sans doute y avoir de l'intérêt à connaître la salure de l'eau à cette profondeur, mais, sans contredit, ce n'est point sur les côtes fréquentées par les baigneurs qu'on observe cette profondeur, et jamais l'eau prise à ces limites ne sert comme agent thérapeutique.

n'est que très-exceptionnellement qu'on peut impunément se soumettre à l'usage interne de l'eau de la mer. Le bain, sur les plages, est de l'hydrothérapie pure, traitement qui a une valeur réelle et que l'on ne saurait contester, mais il ne faut comparer entre eux que les objets qui doivent et qui peuvent être comparés. Il n'y a aucune analogie entre le bain sur les plages et le bain de baignoire en eau de la source de Salins, seule ou minéralisée davantage par l'addition d'une quantité variable d'eau-mère.

Les douches, les lotions et d'autres modes d'emploi varient naturellement suivant les résultats que l'on veut obtenir, et toujours en raison de l'affection que l'on a à soigner.

Ce n'est qu'exceptionnellement, à mon avis, que l'on peut se priver de l'usage interne de l'eau de la source. Ce mode d'emploi constitue, sans contredit, une des bases du traitement. Il n'y a même aucun phénomène fonctionnel qui puisse en dispenser. Pendant la menstruation, je fais suspendre les bains et les douches, mais je fais continuer la boisson.

Très-souvent, pour les avantages de la cure et afin de provoquer divers effets, comme la résolution de certains tissus engorgés, comme une plus grande activité dans la circulation, je joins aux bains l'usage des douches, douches dont on peut modérer la puissance, mais qui, à leur maximum, ont une force de projection suffisamment considérable, environ 15 mètres. Je les fais donner avant ou après le bain, suivant les circonstances. Elles sont administrées à part, dans une petite piscine destinée à cet usage. Je les fais prendre, autant que possible, debout, plus rarement assis sur un fauteuil de bois ou étendu sur une espèce de gouttière en bois que j'ai fait établir dans le but de pouvoir doucher des sujets et particulièrement des enfants dont le système musculaire des membres inférieurs est dans un grand état de faiblesse ou d'anéantissement, comme dans le mal de Pott. La température et la durée des douches varient d'ailleurs suivant les effets qu'on veut produire, et, insister avec détails sur ce sujet serait devancer ce que j'aurais à dire en un autre lieu de ce travail. Qu'il me suffise de dire ici que la durée en est d'autant plus courte que la température de la douche est moins élevée. D'après ce que je viens de dire, l'on comprend que les douches sont toujours administrées, aux hommes par un doucheur, aux femmes par une personne de leur sexe très-habituée à cet emploi. C'est, à mon avis, un point très-essentiel. Les douches disposées pour que les malades puissent se les administrer eux-mêmes et dans le bain, n'ont pas une puissance d'action suffisante, et la douche n'est jamais reçue, comme il conviendrait qu'elle le fût. D'abord, le malade y apporte une inexpérience qui n'est que très-naturelle; il est placé dans de mauvaises conditions pour se la donner; puis, il craint sans cesse de doucher certaines parties malades, ou il les douche trop, obéissant à un très-vif désir de guérir et pour mieux faire. La douche administrée par une main étrangère est de beaucoup préférable. Il ne faut pas avoir pratiqué longtemps aux eaux minérales ou avoir fait usage de l'hydrothérapie pour avoir cette conviction.

Quelquefois, pour activer le traitement, j'ai fait prendre deux bains par jour, un le matin, l'autre le soir.

Cette pratique ne saurait être la règle et l'usage de ce double bain ne saurait trop être surveillé. Tout dépend des circonstances. Encore une fois, ce serait souvent compromettre le succès de la cure ou même s'exposer à certains phénomènes d'excitation très-facheux, que laisser cette manière de faire à l'initiative seule des malades qui, fréquemment, ne songent qu'à passer le moins de temps possible aux eaux et pensent que le traitement doit toujours s'accommoder à cette exigence.

A propos des bains, j'ai omis de parler d'une autre façon de les prendre, en piscine. Celle-ci est très-vaste et le volume d'eau y est assez considérable, 86,000 litres, pour qu'on puisse y nager. L'eau peut y être amenée à une température de 32° C. C'est toujours de l'eau de la source, naturellement. J'emploie beaucoup ce bain et avec succès; mais tel utile et tel agréable qu'il soit, car, pour ce dernier motif, il est fort recherché, il ne peut remplacer toujours le bain de baignoire, pour plusieurs raisons et pour celle-ci en particulier, c'est qu'on ne peut le minéraliser autant et à volonté que le bain pris dans une baignoire. Mais il peut être presque toujours un grand auxiliaire du traitement, parce que les mouvements auxquels on s'y livre réveillent l'activité musculaire.

L'eau mère, dont on ajoute ainsi un nombre variable de litres à l'eau des bains, peut-être, au moyen d'une manipulation des plus simples et qui ne peut en rien altérer sa composition, être amenée à l'état solide : c'est ce qu'on appelle le sel d'eau-mère. 1 kil. de ce sel représente trois litres d'eaux-mères, et renferme à peu près, en éléments principaux, par kilo, 433 grammes 3286 de chlorure de sodium et 6 grammes 6752 de bromure de potassium. Ce sel, qui est peu déliquescent et qui se conserve bien dans un endroit sec, est utilisé en dehors de la saison des eaux et sert en addition à l'eau douce des bains. Ce n'est sans doute pas un traitement complet que l'on peut faire ainsi en hiver, mais c'est un traitement auxiliaire, complémentaire si l'on veut, d'une grande valeur. Je le prescris à beaucoup de mes malades et je n'ai qu'à m'en louer : je les tiens ainsi en quelque sorte sous l'influence permanente de cette médication bromo-chlorurée sodique, chose bien importante, on le comprend sans peine, quand il s'agit de modifier tout le système, comme dans plusieurs maladies constitutionnelles.

Il y a encore un point que je veux traiter dans ce chapitre : c'est la durée du traitement. Je me suis déjà, à plusieurs reprises et dans diverses publications, occupé de cette question. Elle a précisément à Salins une importance plus grande qu'ailleurs peut-être, car il s'agit fréquemment de maladies générales, constitutionnelles, qui ont débuté il y a longtemps et dont la marche est essentiellement chronique.

Ordinairement, on fixe à trois semaines, vingt-cinq jours au plus, la durée du traitement. Cette durée est tout à fait de convention et, s'il fallait une cause à ce sentiment si répandu, que toute cure doit durer, au maximum, vingt-cinq jours, on la trouverait sans doute dans ce fait, que vingt-cinq jours constituent à peu près la période durant laquelle les femmes peuvent se soumettre au traitement entre deux époques menstruelles. Il est aisé de voir qu'un précepte de cette sorte ne peut avoir aucune valeur en thérapeutique. On ne peut évidemment baser la durée d'un traitement sur le temps qui s'écoule entre deux fonctions qui sont physiologiques et qui, à moins que leur absence ne constitue un symptôme, sont indépendantes de la maladie pour laquelle on vient aux eaux.

Beaucoup de malades, pressés par le temps, veulent se guérir en trois semaines, en vingt et un jours. Ce laps de temps est généralement trop limité. L'on ne rencontre qu'un très-petit nombre de malades chez lesquels on puisse instituer, presque dès le début, un traitement énergique. Cette manière de faire, dont le médecin seul peut apprécier la convenance, ne peut d'ailleurs être expliquée que par certaines circonstances qui dépendent, et de l'individu affecté et des résultats que l'on espère obtenir. Beaucoup de personnes ne voient le traitement devenir définitivement utile qu'au moment même où elles trouvent indispensable de le suspendre. La cure n'est pas complète. Le médecin est le seul juge compétent de la durée convenable du traitement.

Abandonnés à eux-mêmes, les malades cessent trop souvent de se soumettre à la médication au moment même où, pour des yeux exercés, on voit s'établir la tolérance du médicament et, en quelque sorte, la prochaine saturation de l'organisme. La cure est compromise ; le bénéfice recueilli est à peu près nul. Voilà où mène l'absence de direction dans un traitement qui a sans doute quelques règles générales, quelques données pratiques, mais qui est destiné à être souvent sans résultats ou dangereux, quand il est laissé à la disposition de personnes étrangères à l'art de guérir.

Je ne veux pas faire entendre que ce traitement, qui s'adresse à des maladies chroniques, doit durer indéfiniment : loin de là. Sur ce sujet, la pratique doit reposer sur les données que fournit la clinique. Généralement, je ne fais jamais prendre plus de vingt-cinq bains, trente au plus, consécutifs, et si je fais suivre deux traitements dans la même saison, ce qui m'arrive quelquefois, je prescris un intervalle d'au moins quinze jours, mieux un mois, entre le premier et le second traitement. Mais, en des choses de cette importance, il faut l'œil du médecin. Qu'on le sache bien, les eaux minérales sont de puissants *médicaments*, je tiens au mot et, comme tous les médicaments, elles ont besoin, pour qu'on puisse bénéficier de la variété de leur emploi, des conseils du médecin. On appréciera, j'espère, le mobile qui me fait ainsi parler. C'est un pur motif d'humanité, et c'est aussi dans l'intérêt réel de la science, que j'appelle sur ce grave sujet toute l'attention de nos lecteurs.

Le malade, aux eaux minérales, ne doit pas suivre seulement le meilleur mode d'administration de l'eau, il doit aussi, d'après l'avis du médecin, observer une parfaite hygiène; celle-ci, quand elle est bien entendue, est une cause adjuvante de l'action des eaux, dont-il faut tenir compte. Il y a sans doute des règles générales d'hygiène, comme éviter les fatigues, les préoccupations de la vie domestique, les excès de tout genre, se vêtir convenablement et d'une manière qui soit en rapport avec les conditions climatériques du lieu que l'on va habiter, faire usage d'une bonne nourriture variée, etc.; mais ces préceptes généraux ne suffisent point, qu'on en soit persuadé, pour que le traitement rende tous ses fruits. Il faut, en matière d'hygiène appliquée, comme en thérapeutique, considérer la maladie et le sujet qui en est atteint. Les règles générales sont pour tout le monde, pour ceux qui sont en santé et pour ceux qui sont malades, pour les premiers surtout, afin d'éviter l'influence de toute cause occasionnelle de maladie. Mais, il y a au-dessus de cela, et ce qui est et ne peut être que du ressort du médecin, une hygiène spéciale qui répond aux phénomènes de physiologie pathologique et qui n'est en réalité qu'une partie importante du traitement. Elle varie aussi suivant le tempérament, suivant les habitudes de la maladie. Mais je ne veux pas m'étendre davantage sur un sujet assez nouveau d'ailleurs et dont je m'occupe en ce moment, pour lui donner en autre lieu les développements qu'il comporte, d'autant plus qu'il me faudrait entrer dans des considérations de pathologie qui ne seraient point ici à leur place.

CHAPITRE II

DE L'ACTION PHYSIOLOGIQUE DES EAUX DE SALINS

Au mois de novembre 1861, s'engagea, à propos d'une communication que je fis à la Société d'hydrologie, une longue et intéressante discussion sur l'expérimentation des eaux minérales sur l'homme sain. Les opinions que j'y ai présentées m'ont paru répondre à une certaine incertitude des esprits sur ce grave sujet et, depuis un an, j'ai reçu des témoignages qui me prouvent que l'idée de l'action physiologique des eaux, telle que je la comprends au point de vue de la doctrine médicale qui est la mienne, celle de l'entité pathologique, de l'unité morbide, est facilement acceptée par d'excellents esprits. Je crois pouvoir dire que, au fond du moins, sur ce sujet intéressant. M. Durand-Fardel n'est pas très-éloigné de mon sentiment, et le témoignage de ce savant médecin me serait très-précieux. En citant quelques mots de la réponse que me fit M. Durand-Fardel au sein de la Société d'hydrologie, j'exprime en même temps, sous une forme concise, mon opinion sur l'action physiologique des eaux minérales. «Vous savez, dit M. Durand-Fardel (*Annales de la Société d'hydrologie médicale de Paris*. — tome VIII, page 86), par quelles conclusions notre honorable collègue a résumé sa communication : « L'expérimentation des eaux minérales, comme celle de tous les médicaments, sur l'homme en santé, ne fournit que des notions assez éloignées du but final et *curatif* de leur emploi. Ces notions, qui se réduisent à la connaissance des phénomènes que détermine l'introduction d'un corps quelconque, plus ou moins assimilable, ne sauraient constituer un procédé de l'art médical. »

Ces conclusions, qui ont le mérite d'être assez radicales, et que M. Dumoulin avait développées avec beaucoup de talent, prêtent fort à la discussion, et présentent un caractère absolu qui peut être contesté avec avantage.

Cependant je ne m'arrêterai pas à cette discussion, parce que les opinions de M. Dumoulin, ramenées sur le terrain des eaux minérales, s'approchent plus de la vérité qu'à propos d'un certain nombre d'autres sujets de thérapeutique. Je me propose seulement de vous exprimer sur ce même sujet quelques considérations d'un autre genre que celles qu'il vous a présentées, et dont la signification, du reste, s'en rapprochera beaucoup. » Tels ont été les termes du commencement de l'argumentation de M. Durand-Fardel.

C'est qu'en effet, au point de vue de la thérapeutique, je conteste formellement l'opportunité absolue de la connaissance de l'action physiologique des eaux minérales, comme de tous autres médicaments, car, pour moi, les eaux minérales sont des médicaments, d'un genre différent, sans doute, dont le mode d'emploi a quelque chose de spécial, mais ce ne sont que des médicaments. Les envisager autrement, ce serait placer la question des eaux minérales en dehors de la clinique, sur un terrain extra-médical.

Il y a une importance d'autant plus grande à s'occuper de cette question que les eaux de Salins constituent un médicament de premier ordre, appelé à une spécialisation très-définie. Des expérimentations sur l'homme sain peuvent-elles seules diriger leur emploi en thérapeutique? C'est ce dont je m'occuperai tout à l'heure. Je dirai d'ailleurs la part d'influence que peut avoir cette expérimentation, car je lui en reconnais une qui est très-réelle, mais non pas celle qu'on veut lui attribuer généralement dans ces derniers temps, d'être appelée à être le seul guide en thérapeutique.

Je n'admets pas qu'on ait le droit de conclure de l'homme sain à l'homme malade. Quand, dans l'état de santé, dans un but d'expérimentation, on introduit un remède dans l'estomac, ce n'est qu'un corps étranger plus ou moins actif qui, une fois absorbé, va manifester son action par une série de phénomènes souvent très-insolites; si ce corps est très-actif et administré à une dose suffisante, il sera cause occasionnelle de maladie. Je ne vois dans ces expérimentations qu'un complément d'étude sur le médicament, et rien de plus. Toutefois ces disquisitions sur l'action physiologique des remèdes ne doivent pas être négligées, et voici l'avantage que j'y trouve. Dans les cas où un médicament produit les phénomènes dits physiologiques, il y a lieu de croire que l'indication est erronée et qu'il faut choisir ailleurs, parce que le fait de toute substance introduite, pendant l'état de santé, dans l'économie, et absorbée, c'est d'agir sur la matière vivante, ici sur les voies digestives proprement dites, là sur les voies respiratoires, ailleurs sur le système locomoteur, ailleurs encore sur tout ou une partie du système nerveux. Quand un remède est administré à propos dans une maladie, et qu'il guérit, aucun phénomène particulier ne manifeste son action; il n'y a aucun lien apparent, démontré par une manifestation quelconque, entre le moment où le remède est pris et l'instant où il cesse d'être utile, parce qu'il y a guérison. Aussi ne faut-il jamais conclure de l'homme sain à l'homme malade; il ne faut pas que des recherches sur l'action des médicaments sur l'organisme vivant, *recherches pures de matière médicale et de physiologie*, soient considérées comme des investigations qui doivent diriger la thérapeutique. Dans ce sens absolu, c'est une déplorable erreur. Quand une maladie, et le fait est plus saillant encore quand il s'agit d'une maladie constitutionnelle, quand une maladie, dis-je, est en puissance d'action chez un individu, le point le plus important, c'est d'adresser le plus directement possible le remède au mal, le mercure à la syphilis à sa seconde période, l'iodure de potassium quand cette maladie est arrivée à l'époque des accidents tertiaires. Ce remède combat la maladie. Dans les exemples que je viens de citer, nous ne demandons point qu'il se produise des phénomènes particuliers, comme salivation, diarrhée, tremblement, angine, retrait des mamelles, etc.; tous ces phénomènes sont ceux de l'action physiologique, mais je ne sache pas qu'il faille les provoquer pour guérir les accidents secondaires et tertiaires de la syphilis. Et même, autrefois, quand certains médecins, dans la cure de cette maladie, recherchaient la salivation, surtout en faisant absorber le mercure au moyen des frictions, ils obéissaient à des idées humorales aujourd'hui abandonnées et regardées comme complétement fausses ; c'était leur système médical qui les excitait à agir ainsi, tant il est vrai que la manière de faire, en art médical, procède de l'interprétation scientifique des systèmes de médecine. Pour ces médecins, ce n'était assurément point une démonstration clinique qui les guidait. A mon avis, et pour me résumer, on a beaucoup abusé des notions sur l'action physiologique des médicaments; elles sont du domaine de la matière médicale et même de la physiologie; elles complètent les notions sur telle ou telle substance; elles sont un flambeau pour l'hygiène, mais elles sont en dehors de la thérapeutique, cette suite naturelle de la pathologie, cet art si précieux qui continue la science. J'ai dit toutefois le bénéfice que l'on en peut retirer. Quand, durant l'administration d'un médicament, les phénomènes physiologiques apparaissent, ce médicament est mal administré ou inopportun. C'est l'occasion de se remettre dans une meilleure voie et de ne point laisser le remède s'égarer dans son action. Tout ce que l'on peut dire à propos des médicaments, on peut le dire des eaux minérales. Aussi, j'essaie de montrer, en allant de ce qui est mieux connu à ce qui l'est moins, que les investigations qui portent sur cet agent si puissant des maladies chroniques et de leurs affections ne remplissent pas leur but. Où peut-on aller, je le demande, en art médical, avec l'action physiologique des eaux minérales? Qu'on le remarque bien, je n'entreprends pas une discussion de pathologie générale, mais je soutiens que l'interprétation de la maladie commande la thérapeutique, je veux dire l'art médical. Il faut partir de la maladie pour arriver au médicament; celui-ci ne mène pas au mal, c'est ce dernier qui l'appelle, le commande, l'indique. Ce fait n'est-il pas évident aux eaux minérales? C'est aux eaux que l'on peut le mieux, aujourd'hui, dans ces temps d'anarchie scientifique, où tant de systèmes opposés se disputent la prééminence, c'est aux eaux minérales, dis-je, que l'on peut le mieux asseoir les bases de la thérapeutique, au moins pour les maladies chroniques, seul genre de maladies qui viennent chercher leur guérison aux eaux minérales. Toute investigation sur le médicament est du domaine de la matière médicale : *l'étude de ses propriétés physiologiques appar-*

tient à celle-ci : elle complète les notions acquises sur le remède, mais elle ne fournit aucune notion sur son action, je ne voudrais pas dire sur l'homme malade, mais, pour être plus conséquent avec la doctrine médicale qui est la mienne, sur la maladie.

Je suis toutefois très-éloigné de nier la valeur, l'opportunité des recherches sur l'action physiologique des médicaments. A mon avis, toute étude est utile et la science ne peut être trop riche, mais il faut classer les choses en leur lieu. J'ai déjà dit l'avantage que je trouvais en ces notions : quand, lors de l'administration d'un médicament, l'action physiologique se produit, il y a lieu de rechercher si l'action thérapeutique attendue s'est produite, ou si elle va se produire. « En résumé, disais-je, il y a deux ans, *dans mon Mémoire sur l'eau de la source de Salins*, page 17, il y a pour les remèdes des quantités convenables au delà desquelles on ne saurait aller sans passer par dessus l'action thérapeutique, s'il m'est permis de m'exprimer ainsi. » Quand on administre de cette façon un médicament, on ne peut juger sa valeur thérapeutique, l'on n'a plus qu'à constater des effets physiologiques. Tout cela résulte de ce que le remède agit contre la maladie, quand il est placé dans des conditions telles qu'il puisse agir ; cela a rapport à la dose, à la forme, au mode de préparation du remède. Ce sont là des procédés pour bien faire, en art médical. C'est par expérience qu'on arrive à les connaître. Quant au pourquoi, l'art ne gagne guère à s'en occuper ; le fait existe, voilà tout. Que si un médicament donné à telle dose convenable, dose thérapeutique, dose curative, pour mieux exprimer ma pensée ; que si ce médicament ne produit aucune amélioration dans l'état du malade; que si, au contraire, l'on observe des effets physiologiques, c'est alors différent. Une fois reconnues la pureté du remède, sa bonne préparation, sa dose convenable, une fois prouvée la vérité du diagnostic établi, il n'y a plus qu'à conclure : le remède est inefficace. On me dira peut-être : Mais qui donc pourra guider le praticien dans l'administration de tel remède ? Qui donc peut fixer la dose ? L'induction, point autre chose. Telle substance a son analogue, par le rang qu'occupent ses éléments en classification chimique, par sa composition, par le mode de préparation qui lui convient pour lui donner la même forme ; ces considérations vous entraînent très-raisonnablement à présumer que cette substance peut avoir aussi, puisqu'elle a tant d'analogies avec telle autre, des effets thérapeutiques identiques. On la donne alors à une dose analogue aussi, à une dose présumée curative ; on fait de l'empirisme, si l'on veut appeler de ce nom la plus saine façon de procéder en art médical, mais de l'empirisme raisonné, car il a pour bases *l'induction* et *l'expérimentation.* » Je dirai incidemment que cet empirisme raisonné est, à mon avis, le seul procédé thérapeutique vrai. En 1854, dans mon Mémoire sur les affections scrophuleuses des vieillards (*Mémoire publié dans la Revue médicale*), page 55, je m'exprimais ainsi : « C'est donc *empiriquement*, c'est-à-dire d'après cette méthode que recommande l'expérience, sans adopter aucune théorie, qu'il faut marcher en thérapeutique. Je demanderai à ceux qui se révolteront d'une telle parole ce qu'ils font tous les jours quand ils prescrivent le sulfate de quinine, le mercure, l'opium, l'iode même. Depuis que M. Coindet a introduit ce précieux médicament dans la matière médicale, pourquoi a-t-on continué de le prescrire et pourquoi tous les jours le prescrit-on, souvent de préférence à d'autres médicaments? Parce que la somme d'influence de l'iode contre la scrophule est plus considérable que celle obtenue par l'emploi d'autres substances, ce que l'on constate chaque jour en administrant l'iode à des scrophuleux qui offrent des affections identiques. On aurait grand tort de prendre le mot *empirisme* en mauvaise part, quand il est appelé à diriger une ligne de conduite si juste et si rationnelle. On n'en pourrait dire autant de bien des procédés thérapeutiques. » Mon sentiment, *depuis neuf ans* que je l'ai exprimé, n'a point varié. Il m'a valu à cette époque quelques sympathies et j'ai été heureux de voir que j'avais exprimé une opinion partagée par d'honorables confrères. Et je suis aujourd'hui très-heureux encore de me trouver en conformité d'opinion sur ce sujet avec M. Durand-Fardel qui, dans un article *sur l'absorption cutanée dans le bain médicamenteux* (Gazette des Eaux, n° du 5 février 1863) s'exprime ainsi : « Il y a donc à peu près dans toute médication quelque chose d'empirique, dans le bain médicamenteux comme dans les autres.

« Je sais que ce mot d'*empirisme* choque quelques personnes. Mais il ne faut pas le prendre dans toute sa rigueur. Si l'action antipériodique de la quinine est purement empirique, lorsque nous adressons la quinine à des phénomènes larvés dont nous supposons l'existence, nous faisons une médication rationnelle. Si la vertu vomitive du tartre stibié et de l'ipéca ne nous est connue que par voie empirique, l'usage que nous faisons de ces médicaments et le parti que nous tirons tous les jours de leurs propriétés appartiennent à la médecine rationnelle. » Mon opinion, présentée il y a neuf ans, pour être plus radicale et pour procéder de l'interprétation que je fais de la maladie, n'en est pas moins confirmée aujourd'hui par les considérations thérapeutiques de M. Durand-Fardel sur plusieurs médicaments et sur les bains en particulier.

Dans mes précédentes études sur l'eau de la source de Salins, je me suis toujours gardé de négliger les recherches sur l'action physiologique des deux principaux éléments qui entrent dans sa composition, le brômure de potassium et le chlorure de sodium, et je vais y revenir. Mais une eau minérale n'agit-elle que par telle ou telle autre substance qui s'y trouve? La richesse de minéralisation est-elle la seule et principale raison de la valeur thérapeutique? Grandes questions, dignes des méditations de tous les médecins, mais questions de matière médicale; questions qui pourront, quand elles seront discutées, élargir le cercle des connaissances sur les médicaments qui en seront l'objet, et pour les eaux minérales il y a encore un vaste champ à cultiver, mais qui ne jetteront aucune lumière sur l'action thérapeutique.

Mes conclusions, que M. Durand-Fardel a rappelées d'une manière sommaire sont celles-ci :

1° L'expérimentation des eaux minérales sur l'homme sain se réduit à cette proposition : De la valeur de l'expérimentation des médicaments sur l'homme en santé.

2° Cette expérimentation ne mène point au but thérapeutique désiré, surtout aux eaux minérales, *la cure de l'unité morbide.*

3° Elle ne fournit que la notion des phénomènes produits dans l'organisme par l'introduction de corps étrangers, plus ou moins assimilables suivant les doses.

4° Elle peut au plus donner quelques indications pour l'amendement des lésions, des altérations matérielles.

5° Enfin, cette expérimentation ne peut être un procédé en art médical. Elle est du domaine des sciences physiques.

Pour les justifier davantage et pour arriver à les appliquer aux Eaux de Salins, j'ai besoin d'envisager l'action physiologique des eaux minérales en elle-même, ce qui constitue un problème fort complexe. On a deux choses à considérer : 1° le sujet qui se soumet à l'expérimentation, 2° l'agent qui sert à l'expérimentation.

1° *D'abord, le sujet qui sert à l'expérimentation.* — Sans parler de l'âge du sujet, des conditions où il se trouve, etc., est-il indifférent d'expérimenter sur des sujets qui, sans doute, sont en santé, mais qui n'ont pas été ou qui ne sont pas indemmes d'une maladie chronique. C'est un reproche que je ferai sans cesse à ces expérimentations d'être faites sur des malades et non pas sur des individus sains, ce qui leur ôte leur valeur et leur signification. La scrophule, le rhumatisme, la goutte, ne sont-ils pas immensément communs ? Il est vrai qu'un thérapeutiste distingué, M. Pidoux, qui refuse droit d'existence à la santé absolue et qui n'admet qu'une santé relative, est fort partisan de cette expérimentation, mais alors il la pratique sur des gens qui sont tous malades à l'état latent, la maladie n'attendant qu'une occasion pour évoluer ; c'est d'ailleurs dans un but thérapeutique qu'il la recommande, afin de connaître l'action pathogénétique des médicaments. Mais je n'ai pas à discuter ce point d'application à l'art médical d'une doctrine qui n'est point la mienne. Je veux admettre un instant, et comme pour me débarrasser d'un grand obstacle, que l'état d'assoupissement de la maladie ne nuise en rien à l'expérience, les effets éprouvés seront-ils toujours identiques, surtout quand il s'agira de ces eaux qui ne renferment pas un principe fixe, dominant et très-actif? Il faut bien, en cela, tenir compte de la susceptibilité individuelle. L'on voit qu'en ceci, en admettant même qu'en principe la chose soit possible, les appréciations sont encore fort difficiles et les chances d'erreur très-nombreuses.

2° *L'agent qui sert à l'expérimentation.* — Je ne m'occupe ici que des eaux minérales, laissant de côté tous les médicaments ordinaires.

Les eaux minérales ne sont pas des substances sorties du laboratoire ; elles sont composées, elles renferment des principes fixes plus ou moins énergiques. On a donc à expérimenter l'ensemble de ces substances. Avant d'arriver aux Eaux de Salins, prenons quelques exemples. Il est d'ailleurs naturel de procéder ainsi, de ce qui est le mieux connu à ce qui peut l'être ou le paraître moins.

Vichy. — Je ne puis envisager tout ce qui a été dit, tout ce qui a été fait sur l'expérimentation de ces eaux sur les divers appareils, comme si, soit dit en passant, il était raisonnable d'envisager isolément ce qui se passe sur chaque appareil quand on introduit une eau minérale dans l'économie, soit qu'on la fasse boire, soit qu'on la donne en usage externe. Je désire m'arrêter à ce qui a été dit à propos de l'action de l'eau de Vichy sur le système nerveux, car je ne puis tout relever, on le comprend. Je renvoie au livre de MM. Pétrequin et Socquet, *Traité général pratique des eaux minérales*, page 97 : « Les effets sur les nerfs sont variables, suivant les susceptibilités individuelles. Quelques baigneurs *(ce ne sont donc pas des gens en santé, et c'est à propos de physiologie)* ressentent au début des pesanteurs de tête, une sorte d'enivrement que les dames comparent aux fumées du vin de Champagne (Barthez). C'est surtout aux eaux alcalines gazeuses que ce phénomène a lieu : tous les observateurs l'ont noté à Vichy. » Je passe, sans m'y arrêter, les pesanteurs de tête, l'enivrement, « que tous les observateurs, dit-on, ont notés à Vichy, » et j'arrive à mieux, je veux dire à quelque chose qui peut mieux nous intéresser : « Vers la fin de la cure (encore une fois, on n'était donc pas en santé, et l'on appelle cela de la physiologie), surtout si le traitement a été énergique ou la source trop stimulante pour le baigneur, il se développe une surexcitation du système nerveux : il y avait d'abord tendance au sommeil, il y a, au contraire, moins de sommeil et il est agité ; les nerfs sont agacés, on devient plus sensible à l'influence des orages (Barthez) ; il y a une agitation générale. Ce n'est pas la fièvre thermale dont nous parlerons plus loin, mais c'est une indication de modifier le traitement ou de le suspendre ; il peut convenir de changer d'eaux minérales, et notre tableau gradué pourra fournir de précieuses lumières pour le choix à faire. La conclusion de cette étude, c'est qu'en général les eaux alcalines ne sont pas indiquées pour les affections du centre encéphalique ; il n'en est pas de même pour celles du système ganglionnaire : la plupart d'entre elles guérissent ou s'amendent. » Il semblerait vraiment que l'excès de thérapeutique redevient de la physiologie : je suis du reste fort disposé à adopter ce sentiment dont la vérité est démontrée par l'observation clinique. Mais ce que je veux dire ici, c'est que les effets thérapeutiques sont mêlés aux effets physiologiques et que, sous le nom de physiologie, on parle thérapeutique.

A propos de ce que disent MM. Pétrequin et Socquet, que les eaux alcalines ne sont pas indiquées pour les affections du centre encéphalique, je dirai qu'il en est certainement ainsi quand il y a, comme affection d'une maladie diathésique, une lésion cérébrale déterminée ; mais il ne faut pas oublier que Petit ne craignait pas de prescrire le bain de Vichy à un malade actuellement atteint d'un accès de goutte, précisément dans les conditions où l'on peut craindre ces affections soudaines, instantanées de la maladie goutteuse vers un des organes importants à la vie, comme le cerveau. M. Willemin, dans sa *clinique médicale de Vichy*, vaincu en quelque sorte par la pratique de Petit, son maître, car, dès le début, il hésitait, dit-il, à suivre ces errements, s'exprime ainsi : « Il est démontré pour moi, par une expérience de dix années, que, quelle que soit la forme de la maladie, tonique ou atonique, vague ou limitée, la cure de Vichy, toujours inoffensive, est souvent efficace, sinon pour la guérir radicalement, du moins pour l'améliorer, pour en rendre les manifestations moins fréquentes et moins douloureuses. La médication alcaline est d'ailleurs de toutes la plus rationnelle, puisqu'elle paraît combattre la disposition de l'économie à former cet excès d'acide urique qui constitue l'élément chimique de l'affection goutteuse ; le médecin pourra toujours et sans crainte en faire l'essai. » Petit et M. Willemin ont en vue, on le voit bien, le traitement de la goutte, unité morbide, et non pas la lésion, l'affection de tel ou de tel autre organe. Mais je poursuis l'argumentation de MM. Pétrequin et Socquet. « Plaçons ici cette remarque de M. Prunelle, disent-ils, page 98, que la propriété fondamentale des eaux alcalines, et notamment de Vichy, paraît être d'accroître l'innervation dans tous les organes situés au-dessous du diaphragme; que ces eaux exercent une action sur le nerf grand sympathique par l'entremise de la peau, et surtout de la muqueuse gastro-intestinale; que c'est, à proprement parler, une action révulsive, mais douée d'un caractère spécifique (M. Durand-Fardel); que cette influence se déploie sur tout le système abdominal, qu'il s'agisse de l'intestin, de la vessie ou de tout autre organe; qu'enfin ces eaux (Vichy) peuvent réussir même contre l'inertie de l'appareil reproducteur. » Tout cela, je le demande, n'est-il pas de la thérapeutique ou à peu près, et de la thérapeutique appliquée aux souffrances d'organes, « aux obstructions et maladies chroniques des viscères abdominaux? »

Comme je l'ai dit, il serait trop long d'examiner la chose en tous les appareils, cutané, digestif, urinaire, génital, vasculaire sanguin, nerveux. Je me suis attaché à ce dernier. Mais si nous envisageons ce que disent, toujours à propos de physiologie, nos savants confrères de Lyon, de l'action des eaux de Vichy sur l'état général, nous trouvons encore un chapitre de thérapeutique, et quelle thérapeutique! Il s'agit de médication spoliative, fondante; il s'agit de diurèse, de diaphorèse: c'est de l'humorisme et du solidisme. Etait-il besoin d'y revenir? Quand M. Durand-Fardel, cité à ce propos par ces auteurs, répond à cette question : Qu'est-ce que les eaux minérales? « Une médication excitante, qui, pénétrant par toute l'économie, se mettant en rapport avec tout l'organisme, ranime les fonctions physiologiques, tantôt agent de révulsion, tantôt ramenant l'équilibre, le *balancement des forces*, entre les fonctions troublées... » M. Durand-Fardel définit les eaux minérales en général, et il réunit, dans l'expression de sa pensée, des eaux dont les effets thérapeutiques sont essentiellement differents. C'est toujours à propos de l'action physiologique des eaux alcalines, dont les auteurs que j'ai cités prennent Vichy pour type, qu'est produite cette interprétation des eaux minérales. Ces effets, dits physiologiques, ne sont à peu près que des lieux communs, et très-sincèrement, de ces effets, et sans connaître l'action thérapeutique puissante de Vichy, irait-on conclure au traitement de la goutte ? Ce ne sont pas seulement, j'imagine, les facilités qu'y trouvent la diurèse et la diaphorèse, qui doivent tout de suite faire songer à la cure de la goutte. Mais, que dis-je, y pense-t-on, à l'unité morbide ? On pense à la dyspepsie, à la gastralgie, aux aigreurs et aux vomissements ; on pense aux calculs biliaires, aux engorgements du foie, à la gravelle, etc. ; en un mot, on pense à des affections, mais non point toujours, trop rarement à l'unité morbide. C'est une question de doctrine médicale.

Toutes ces disquisitions sur l'action physiologique des eaux alcalines constituent sans doute une belle étude ; elles complètent les notions de matière médicale ; mais elles ne peuvent être le trait d'union entre la maladie et le médicament, parce que l'étude de l'homme en santé et l'étude des maladies sont deux sciences différentes, parce que la matière médicale est du domaine des sciences physiques, parce que l'art médical ne procède que de la pathologie. Voyons maintenant ce que vaut l'expérimentation physiologique des eaux sulfurées, des eaux ferrugineuses et des eaux de Salins qui représentent un type parmi les eaux bromo-chlorurées sodiques. Nous aurons fait ainsi une étude assez complète de la question, et je me croirai bien fondé à conclure que ces expérimentations, dont j'ai d'ailleurs indiqué la valeur réelle, ne mènent point à un but thérapeutique, à la cure d'une maladie, d'une unité morbide.

Les eaux sulfurées. — Le soufre, la base des eaux sulfurées, en quelque état qu'il y soit, « stimule la peau, disent MM. Pétrequin et Socquet, et les membranes muqueuses; puis le pouls s'accélère; il se déclare de la soif, de l'insomnie, en un mot, une véritable excitation fébrile, » page 449. Mérat et Delens, Barbier, M. Galtier, MM. Trousseau et Pidoux, M. Bouchardat, émettent tous la même opinion. Ce dernier auteur, entre autres, attribuant au soufre des propriétés stimulantes, s'exprime ainsi : « A haute dose, il est purgatif; pris en quantité moindre, son action première se rapproche des médicaments stimulants; il accélère le pouls, augmente la chaleur animale, active les sécrétions cutanées, bronchiques, rénales. » L'absorption des sulfures alcalins, de soude ou de potasse, a paru, à MM. Mialhe, Tabourin et Hertwig, facile et fructueuse en ses effets. Ce dernier, professeur vétérinaire à Berlin, a observé que, « lorsqu'on donne ce sulfure (de potassium) à l'intérieur, à petites doses, il ralentit la circulation, fait pâlir les muqueuses, dissout le sang et augmente la sécrétion urinaire, » (Cité par Tabourin, page 667.) Ces résultats, rapprochés des observations très-analogues de MM. Trousseau et Pidoux, et de M. Niepce à Allevard, que le gaz sulphydrique calme, par sa vertu stupéfiante, l'excitation fluxionnaire des poumons, c'est-à-dire qu'il agit comme un moyen hyposthénisant, sont des plus intéressants. Mais en tout ceci, toujours sous prétexte d'action physiologique, les observations thérapeutiques dominent, et ce que j'y vois de plus évident, c'est que, sous une forme différente, peut-être moins intelligible, certainement moins clinique, et pour répondre à ce besoin, qui semble si impérieux, *se rendre compte de l'action thérapeutique*, on paraphrase l'expression de ce résultat clinique, que les eaux sulfurées guérissent le catharre pulmonaire, que certaines d'entre elles amendent et guérissent même ces états flegmasiques chroniques qui environnent des noyaux de tubercules : ainsi, les Eaux-Bonnes, Cauterets, etc. Mais, qu'on le remarque bien, ici l'eau sulfurée n'a pas une action sur une maladie *totius substantiæ*, elle modifie une affection, et rien que cela. Cette modification obtenue, si vous allez au-delà, l'eau sulfurée qui était opportune et qui était utile, est bien près d'aggraver la maladie. Elle a des limites d'action thérapeutique. Ici, l'expérimentation sur l'homme sain pourrait donner des résultats, et l'on saurait quand on dépasse le but thérapeutique, mais cette expérimentation a-t-elle été faite? On n'a jamais vu qu'une chose, l'influence du soufre sur les états fluxionnaires des voies respiratoires et l'on a voulu donner la raison de cette influence : je suis donc fondé à dire que l'on n'a, en réalité, que constaté un effet thérapeutique. Qu'on n'appelle donc pas cela de la physiologie. Je disais que je ne voyais rien d'impossible à ce que des notions sur l'action physiologique du soufre pussent aider en thérapeutique, parce que, dans ces conditions d'utilité, le soufre est un modificateur de lésions, d'affections. Il s'agit d'altérations dont les sens rendent compte : rien d'étrange que des investigations, que les sens seuls dirigent, puissent être opportunes. Il n'y a pas là d'unité morbide à combattre, il n'y a que des lésions des voies respiratoires à modifier.

Les eaux ferrugineuses. — Je puis dire de celles-ci à peu

près ce que je disais des eaux sulfurées. Elles peuvent, dans une certaine mesure, se prêter avec utilité à l'expérimentation sur l'homme sain, et peut-être, dans une certaine mesure aussi, peut-on conclure à un effet thérapeutique; mais encore toutefois faut-il que l'induction y joue un rôle, et voici comment. Aux signes de l'anémie correspond, comme corollaire, une lésion du sang. Le fer qu'on introduit dans l'estomac répare cette lésion, qui est parfaitement définie. Mais cette anémie n'est pas une maladie, ce n'est qu'une affection; c'est la réunion d'une lésion et d'une expression phénoménale. Elle pourra être l'affection de plusieurs maladies; il y a l'anémie de la goutte; il y a l'anémie de la chlorose; il y en a bien d'autres. Or, on ne prétendra pas, je présume, que les préparations martiales et les eaux ferrugineuses en particulier conviennent de suite à toutes ces maladies, parce qu'il y a anémie. C'est qu'entre le fer et l'appauvrissement du sang, il y a les circonstances. dans lesquelles s'est produit cet appauvrissement; c'est que celui-ci dépend de telle ou telle autre maladie. Aussi, dirai-je pour n'y plus revenir, que chacune des anémies que je citais peut réclamer, ce dont je ne veux pas m'occuper ici, un modificateur particulier, et le fer, sous quelque forme qu'on veuille le prescrire,, n'est pas absolument et *spécialement* l'antidote obligé de l'anémie. Là où il est question de l'action physiologique des eaux minérales ferrugineuses, ici comme ailleurs, on parle thérapeutique. M. Durand-Fardel (*Annales de la Société d'hydrologie médicale*, tome 8, page 88), admet fort bien que toutes ces investigations, dites physiologiques, sont faites sur des individus malades. « MM. Pétrequin et Socquet, dit-il, ont eu la patience de réunir un assez grand nombre de documents sur ce sujet, comme quelque chose de neuf et d'utile. M. Dumoulin a justement fait remarquer que ce que ces auteurs, comme la plupart des auteurs des monographies qu'ils ont consultées, désignent comme les témoignages de l'action physiologique des eaux minérales, n'avait été recueilli que sur des sujets en traitement, c'est-à-dire que sur des sujets malades. » Mais, pour moi, ces observations n'en ont pas moins de valeur, et j'ai déjà dit celles que je leur reconnaissais, d'éclairer le médecin, afin de lui indiquer le moment où l'action thérapeutique est absente. C'est souvent après l'excès thérapeutique, qu'on me permette l'expression, qu'on arrive à constater certains phénomènes. Il y a longtemps que j'ai insisté sur ce fait, que l'action thérapeutique a des limites, et qu'on les dépasse quand on donne des substances non pas mal préparées, mais mal appropriées. On passe par-dessus l'action thérapeutique, et l'on a des phénomènes insolites : On peut même se procurer de la sorte des manifestations toxiques. Aussi, j'avoue qu'il faut une rude foi dans le principe que je combats pour conclure de certaine action, dite physiologique, à un but thérapeutique. MM. Pétrequin et Socquet rapportent « qu'un vétérinaire, Viborg, a étudié l'action du protosulfate de fer chez les solipèdes. Il administra à un cheval âgé de vingt ans 125 grammes de protosulfate de fer. Il ne se manifesta d'abord aucun effet sensible ; la même dose donnée au même sujet trois jours plus tard resta inactive en apparence. L'animal fut sacrifié, et l'on trouva la muqueuse intestinale rouge et épaissie. » (page 533). Au rapport de M. Tabourin (ouvrage cité, page 74), » un cheval âgé de dix-huit ans reçut en une seule dose environ 200 grammes du même sel en solution. Au bout de dix minutes, le pouls devint plus petit, et le sujet rejeta, par le vomissement, des matières muqueuses verdâtres, mêlées d'aliments, qui sortirent par les narines ; puis le sujet tomba dans l'abattement, eut la tête basse, regarda souvent son ventre, et expulsa, après six heures, une grande quantité d'urine, et des excréments à l'état naturel. » Pour ma part, j'estime que cette expérimentation, appelée physiologique, n'est qu'un empoisonnement. Nous savons que l'action sédative d'un agent ferrugineux, du perchlorure de fer, à la dose d'une vingtaine de gouttes, a été notée depuis quelques années. Les médecins distingués de Lyon que nous citons ont donné, sans doute très-logiquement, de 40, 50 gouttes, jusqu'à 80 gouttes de perchlorure de fer en vingt-quatre heures, dans l'érysipèle et le rhumatisme articulaire aigu, afin d'obtenir sans doute cette bienheureuse sédation que M. Tabourin a obtenue chez son cheval. Cette sédation qui, paraît-il, peut faire autorité et conduire à un but thérapeutique, me parait n'être qu'un empoisonnement qui s'est heureusement et spontanément terminée par la guérison. Mais les eaux minérales ne renferment pas des éléments si dangereux, et il n'y a pas crainte de recevoir dans l'estomac l'impression de pareilles doses de fer. Ce que j'en disais, il y a un instant, à propos de l'anémie, me paraît répondre suffisamment au degré d'importance qu'offre l'expérimentation physiologique.

Encore une fois, toutes ces recherches sur l'action physiologique des médicaments, des eaux minérales comme des autres remèdes, n'ont d'utilité qu'en vue de démontrer l'action d'un corps étranger, plus ou moins facile à supporter quand il est introduit dans l'économie par une voie ou par une autre, sur l'homme sain, mais elles ne donnent aucune notion sur l'action thrérapeutique, je veux dire qu'elles ne sauraient contribuer à la diriger.

Nous allons voir qu'il en est absolument de même pour les Eaux de Salins que je prends comme type des eaux brômo-chlorurées-sodiques.

Les eaux de Salins — type des eaux bromo-chlorurées-sodiques — Je vais d'abord examiner, d'une manière rapide d'ailleurs, l'action physiologique de chacun des éléments principaux de l'eau du Jura, du brômure de potassium et du chlorure de sodium, puis j'examinerai l'action physiologique de l'eau dans son ensemble, je verrai alors si c'est cette action qui conduit au but thérapeutique.

Le brômure de potassium est un produit que l'on trouve en un certain nombre d'eaux minérales ; l'eau de la source en renferme 0 gr. 03065 par litre (l'eau-mère en contient 2 gr. 8420).

Le brômure de potassium, le plus fixe, le moins différent peut-être dans ses effets thérapeutiques de l'iodure de potassium, si bien connu et si justement employé aujourd'hui, est de tous les brômures celui qui a été le mieux étudié. Toutefois, ces études laissent à désirer à mon avis : elles ont été faites d'après des procédés que je condamne complétement. On n'a point toujours expérimenté sur des sujets en état de santé ; en second lieu l'on a donné souvent des doses énormes du médicament, dépassant ainsi les doses auxquelles le médicament peut avoir une action relative, et n'obtenant alors que des effets dits physiologiques. Tout cela n'a été que confusion. On a donné à des malades atteints d'affections, syphilitiques 2, 4, 6 grammes de brômure de potassium en dissolution dans une potion gommeuse ou dans un pot de tisane. On portait progressivement les doses à 10, 15, 20 grammes, à partir du huitième ou du dixième jour du traitement. Ces expérimentations appartiennent à M. Puche. Ce savant médecin observe les phénomènes suivants : céphalalgie, hébétude, troubles de la vue et de l'ouïe, affaiblissement de la mémoire et de l'intelligence, sentiment d'ivresse et tendance à l'assoupissement ; en même temps, les malades chancellent et ne peuvent se tenir sur les jambes. J'emprunte ces détails à l'excellent ouvrage intitulé : *Histoire naturelle et médicale de nouveaux médicaments introduits dans la thérapeutique depuis 1830 jusqu'à nos jours, par M. Victor Guibert, de Louvain,* 1860. Je cite textuellement, page 329 : « Lorsque la dose de brômure de potassium est très-forte et que le malade a été soumis quelque temps à l'action de ce médicament, il se produit un phénomène très curieux ; la sensibilité s'émousse à un tel point que l'on peut pincer, piquer et brûler la peau sans que le patient en ait conscience. »

MM. Trousseau et Pidoux, en examinant l'action physiologique du brômure de potassium, sont arrivés aux résultats suivants : « Mais si l'action topique et l'action indirecte du brômure sont combinées, l'anesthésie peut être rapide, se soutenir longtemps sans qu'il soit besoin de recourir à des doses énormes. Ainsi, le contact exercé sur le voile du palais et sur le pharynx, quand on avale la boisson brômurée, en même temps sans doute que l'action exercée sur le système nerveux par le sang chargé de brômure, et en troisième lieu la sécrétion constante qui se fait dans la bouche, sécrétion probablement fortement chargée du sel médicamenteux, ces trois circonstances réunies produisent quelquefois, dès le deuxième soir du traitement, une insensibilité complète du pharynx et du voile dupalais, de sorte que l'on peut titiller la luette, toucher le fond du pharynx, les amygdales,sans provoquer le plus léger mouvement de déglutition. La même insensibilité s'observe sur la conjonctive que l'on peut toucher avec le doigt sans faire cligner les malades. M. Huette se demande si la chirurgie n'utilisera pas cette anesthésie partielle si facile à obtenir, pour pratiquer avec plus de certitude et de facilité des opérations sur les parties qui sont ainsi frappées d'insensibilité. » (*Traité de thérapeutique et de matière médicale*, Paris 1858, page 284).

M. Guibert estime qu'en vertu de ses propriétés anesthésiques, le brômure de potassium pourrait être utile dans les opérations à pratiquer sur l'organe de la vue, ou dans l'intérieur de la bouche, dans la pupille artificielle, la cataracte, la staphyloraphie. M. Rieken pense que ces propriétés anesthésiques pourraient être utiles pour la laryngopharyngoscopie, par les appareils de MM. Czermack et Turck, et aussi pour beaucoup d'opérations sur les dents.

Je dois noter, en outre, que le brômure de potassium, présente une action sédative très-prononcée sur les organes génitaux. Ce fait est aujourd'hui très-connu et l'on a souvent utilisé les vertus de ce sel contre les érections. L'action génito-sédative du brômure de potassium a été constatée par MM. Puche et Huette en 1850, par M. Thielmann, médecin russe, en 1851, par MM. Pidoux, Binet, Monod et Morin, à Paris.

Voilà donc ce que nous apprennent les notions les plus récentes sur l'action physiologique du brômure de potassium. Administré dans l'état de santé, c'est un sédatif, un sédatif énergique ; à dose élevée, il est un anesthésique. Où tout cela nous mène-t-il ? A aucun enseignement thérapeutique.

Je demeure convaincu que dans les cas où le brômure de potassium, administré dans un but thérapeutique, produit l'un des effets précités, il est inopportun ou mal administré. Examinons un peu :

M. Puche donne à des syphilitiques du brômure de potassium à des doses énormes ; il les porte progressivement à partir du huitième ou du dixième jour du traitement jusqu'à 10, 15 et 20 grammes. Je n'ai pour ma part aucune opinion personnelle sur l'efficacité ou la non-efficacité du brômure de potassium contre les accidents tertiaires de la syphilis. MM. Puche, Rames, Huette et Ricord prétendent que ce sel n'a aucune action dans cette période de la syphilis. C'est possible, et je serais disposé à partager leur sentiment sur ce sujet, mais vraiment, je ne saurais m'abstenir de faire remarquer qu'il était très-inutile de porter si haut les doses. On dépasse le but en agissant de la sorte ; la syphilis n'est plus influencée : l'on a donné un remède perturbateur. L'on admettra bien, j'espère, que la quantité de tel ou tel remède à administrer dans telle maladie, dans telle forme de la maladie, n'est pas chose indifférente. L'on obtient cette mesure après quelques tâtonnements, mesure approximative d'ailleurs et qui doit naturellement osciller entre certaines limites, suivant l'âge du sujet, l'intensité de la maladie, etc. ; mais quand, pour expérimenter, on donne de pareilles doses, je prétends qu'on est mal fondé à conclure, parce qu'on n'a pas obtenu un résultat heureux, à la non-efficacité du brômure de potassium dans la troisième période de syphilis. Je ne la nie pas, mais elle ne m'est pas prouvée. En outre, pour rester dans les termes de l'expérimentation, je me demande encore si, pour connaître l'action physiologique du sel en question, il était bien nécessaire de le donner à la dose de 20 grammes. Mais je fais toujours remarquer que ces expérimentations, que l'on dit être physiologiques, ne sont pas faites sur l'homme sain, mais sur des sujets malades.

Dans le cours ordinaire de la pratique, nos confrères ne prescrivent point le brômure de potassium à des doses aussi élevées, de telle sorte que l'expérimentation instituée par M. Puche ne prouve qu'une chose, que, dans l'espèce, ici à la dose de 15 grammes, là à la dosa de 20 grammes, l'ingestion du brômure de potassium est suivie de tels et tels phénomènes.

En résumé, il y a pour les remèdes des qnantités convenables au delà desquelles on ne saurait aller, ce que j'ai déjà dit et si je me répéte en ce moment, c'est que je ne saurais trop le dire, tant la chose a de valeur. Si l'on va au delà, l'on passe par dessus l'action thérapeutique.

Cette discussion n'a pour principe que la manière de procéder dans une expérimentation que j'approuve d'ailleurs au fond, mais à laquelle je ne puis m'associer quand il s'agit de la poser comme un criterium en fait d'art médical. — Pour me résumer, les effets physiologiques les mieux prouvés du brômure de potassium sont donc l'*anesthésie de certains muscles*, je dirai mieux peut-être, l'*absence de con-*

tractibilité de certains muscles qui ne sont pas soumis, dans l'état normal, à l'empire de la volonté, *une perversion de l'ouïe*, peut-être *un certain degré de congestion de l'encéphale*. Ces effets physiologiques s'observent quand le sel est administré chez un sujet en état de santé. Les expériences de M. Puche m'autorisent à penser qu'ils s'observent encore dans les cas où, administré à des doses extra-médicales, extra-curatives, le médicament n'a plus à exercer sa force médicatrice sur la maladie; il a laissé celle-ci hors de son atteinte ; il influence l'organisme.

A ces recherches qui, bien dirigées, ont cependant une valeur très-réelle que je me suis attaché à définir, je préfère les travaux de M. Pourché, de Montpellier, et ceux de M. Ozanam. Ils sont du moins du domaine de l'art médical, et nous éprouvons un vrai bonheur à sortir du cercle vicieux où nous étions, pour rester sur le terrain de la médecine, de la médecine pure. Les expériences cliniques de M. Pourché datent de 1828; il a administré avec succès le brômure de potassium dans la scrophule, et notamment dans l'ophthalmie, les adénites, le testicule et le goitre scrophuleux. Il donnait cinq centigrammes de brômure incorporés dans la poudre de lycopode, deux à huit pilules par jour, à continuer pendant plusieurs mois. Voilà des faits cliniques avérés.

D'un autre côté, M. Ozanam a publié en 1856, dans la *Gazette médicale de Paris*, un mémoire remarquable sur l'efficacité de l'eau brômée et du brômure de potasium dans le traitement des affections pseudo-membraneuses. Les résultats obtenus par M. Ozanam et par quelques médecins autorisent à croire que le brôme serait un puissant désagrégeant, que le brômure de potassium pourrait, par absorption, dissoudre ces dépôts plastiques qui forment la lésion la plus grave, la lésion caractéristique de la diphthérite. Je comprends parfaitement cette suite d'idées : le brômure de potassium est un fondant, un résolutif ; quel que soit le sens que l'on veuille donner à ces mots, il dissout les engorgements en favorisant au sein des tissus une résorption interstitielle. De là, à l'administrer contre la lésion de la diphthérite, il n'y a qu'un pas et l'induction est très-permise. Et d'ailleurs, dans cette cruelle maladie, si l'unité morbide doit être prise en plus sérieuse considération que ne l'ont fait des partisans trop absolus de la trachéotomie pratiquée de très-bonne heure, parce qu'ils n'envisageaient que l'obstacle à la respiration, toujours est-il que cet obstacle, qui constitue la lésion la plus commune de la diphthérite, est précisément ce qui tue dans la grande majorité des cas. Aussi tous les bons esprits en médecine doivent aujourd'hui unir leurs efforts à rechercher le meilleur dissolvant de ces produits plastiques. Des expérimentations de ce genre éclairent l'art médical.

En résumé, comme agents de la thérapeutique, le brôme et le brômure de potassium sont des fondants, des résolutifs. Leur degré d'action peut être l'objet d'études nouvelles, mais le fait en lui-même est parfaitement prouvé.

Venons au chlorure de sodium.

A doses élevées, ce sel augmente les sécrétions et en particulier les sécrétions intestinales ; il est alors purgatif. M. Bardeleben a introduit directement du sel marin dans l'estomac. Après avoir fait pénétrer par une fistule stomacale, dans l'estomac vide d'un chien, environ trois grammes de sel de cuisine, il a vu les points de la muqueuse en contact avec le sel, sécréter au mucus presque incolore, puis l'organe se contracter violemment et l'animal être pris de vomissements réitérés. Le suc gastrique sécrété dans ces conditions est parfois alcalin; mais, chose remarquable, la sécrétion devient acide dès que la véritable digestion commence, tandis que la réaction alcaline persiste lorsqu'on introduit dans l'estomac des substances indigestes, telles que des éponges; les sulfates de soude et de potasse produisent la même réaction. Ces intéressantes recherches de M. Bardeleben sont consignées dans les *comptes-rendus de l'Académie des sciences*, t. XXX, et dans l'*Annuaire de chimie*, année 1848.

Tels sont les effets physiologiques que l'on doit éviter quand on administre le chlorure de sodium dans un but thérapeutique. A dose modérée, ce sel est du domaine de l'art médical et, à moins qu'il soit employé trop longtemps ou qu'il soit donné d'une façon tout à fait inopportune, il ne produit aucun des phénomènes précités.

C'est que tout est là en thérapeutique, et ceci est une preuve expérimentale que le médicament, pour agir, ne doit pas manifester d'action particulière : tout doit se passer dans le silence et aucun trouble fonctionnel ne doit démontrer que, dans un traitement, le médicament influence la maladie. C'est ce que l'on a constaté déjà maintes fois pour la classe des médicaments dits *altérants*, et, parmi eux, que de précieux remèdes! Ils constituent le trésor *réel* de la thérapeutique, ils ont seuls un degré de certitude auquel tous les autres médicaments sont loin d'atteindre. Voyez seulement le *mercure, le sulfate de quinine !*

Tout ce qui précède vient à l'appui de cette thèse que je soutiens, qu'il ne faut pas conclure de l'administration des médicaments dans l'état de santé à leur administration dans l'état de maladie. Ce sont choses différentes. Le thérapeutiste peut, comme je l'ai dit, être éclairé sur la valeur de son remède, s'il voit se produire des effets physiologiques, mais ce n'est pas parce que tels effets physiologiques se manifestent qu'il doit prescrire tel médicament dans telle maladie. On arrive de celle-ci au médicament qui doit la guérir ou l'améliorer par d'autres procédés. Le grand tort en tout ceci, et d'où procèdent toutes ces conséquences, c'est de faire rentrer la pathologie dans l'étude des phénomènes de la vie. De ce point de départ à prétendre que la connaissance de l'action physiologique des médicaments est indispensable pour procéder en thérapeutique, la chose est très-logique et celle-ci n'est plus qu'une vérité de conséquence très-vraie, parce qu'elle est tirée logiquement, mais issue d'une vérité de principe qui est fausse. Engagée sur ce chemin, la thérapeutique pèche par sa base.

Absorbé et introduit dans l'économie, le chlorure de sodium exerce une action puissante et très-favorable sur la nutrition. M. Boussingault, dans ses recherches en agronomie, a parfaitement constaté ces remarquables résultats. « L'addition du sel marin au fourrage n'a pas d'effet sur la production plus abondante de la chair, de la graisse ou du lait ; mais elle exerce une action favorable sur l'aspect et la qualité des animaux. Ainsi deux taureaux, qui pendant une année avaient été privés de sel, présentaient une allure paresseuse, leur poil était ébouriffé, terne, laissant çà et là par place la peau à nu ; tandis que deux autres taureaux semblables aux premiers, mais au fourrage desquels on avait mêlé du sel, avaient une allure plus dégagée et leur poil était lisse, luisant et bien fourni. » (*Académie des sciences*, novembre 1846).

Ce qui arrive chez les animaux s'observe également chez l'homme. M. Herpin, dans ses *Études sur les eaux minérales*, 1855, page 204, dit que « le chlorure de sodium est éminemment digestif; que, pris à petites doses, il augmente la sécrétion des acides de l'estomac. » Mon excellent maître, M. le docteur Guérard, a depuis longtemps appelé l'attention sur la santé florissante des ouvriers qui travaillent aux mines de sel gemme. « Il est reconnu aujourd'hui, dit-il, que les hommes et les animaux employés à l'exploitation des mines de sel gemme, loin de souffrir la moindre altération dans leur santé, n'éprouvent que de bons effets de leur séjour au sein d'un air chargé de poussière saline; leur appétit s'en trouve accru, et leur digestion rendue plus prompte et plus facile. » (*Dictionnaire de Médecine*, en 30 volumes, t. VIII, p. 294).

Il est donc aujourd'hui parfaitement constaté que, donné à faible dose, à dose modérée, le chlorure de sodium est un très-bon agent de l'hygiène; il active et facilite la nutrition. A doses élevées, au contraire, ses effets sont désastreux; l'expérience comparative a été faite. Voy. Biéchy (Mémoire lu au comité agricole d'Alsace, 1849), Tabourin (Nouveau traité de matière médicale vétérinaire, 1853). Ces auteurs notent l'état d'apparence scorbutique dans lequel tombent les animaux, quand on leur administre des doses trop élevées de sel marin.

On a donc des données très-précises sur l'action physiologique de ce sel. Il faut, quand on l'administre dans un but thérapeutique, éviter de se placer dans les conditions où cette action physiologique peut se produire. Et ici, il y a lieu de faire une remarque intéressante. Encore une fois, le médicament agit contre la maladie et la touche, s'il m'est permis d'employer cette expression figurée, sans causer la moindre influence à l'individu. La donnée du problème est celle-ci : il faut qu'il y ait accommodation parfaite entre la maladie et le remède, il faut en quelque sorte que la première appelle ce dernier ; c'est ce que, dans un autre ordre d'idées et dans des vues systématiques différentes, on appelle une indication précise. Voyez : à ces individus dont la santé est si florissante quand ils vivent au sein des mines de sel gemme, dans un air chargé de poussière saline, dans un milieu qui, par ses propriétés éminemment hygiéniques, parce qu'elles sont réparatrices, modifie avantageusement le tempérament lymphatique d'un grand nombre d'entre eux, à ces individus, dis-je, si vous donnez des doses élevées de chlorure de sodium, au lieu de les fortifier davantage, vous brisez l'harmonie, vous allez au delà de la santé et vous les menez peu à peu, si vous continuez, dans l'abattement et le marasme. C'est ce que MM. Biéchy et Tabourin ont observé chez les animaux quand ils ont noté l'état d'apparence scorbutique dans lequel ils tombent, si les doses de sel marin sont trop élevées, tandis que M. Boussingault avait observé chez les taureaux au fourrage desquels on avait mêlé une quantité convenable de sel toutes les apparences de la santé, une allure dégagée, le poil lisse, luisant et bien fourni.

Quant à l'histoire thérapeutique du chlorure de sodium, elle est faite, on peut le dire. L'on est aujourd'hui fixé sur son efficacité contre la scrophule, contre plusieurs cachexies, contre la chlorose même.

Dans cette dernière affection, les préparations ferrugineuses et les eaux minérales à base de fer, comme Spa, Passy, Forges, Pyrmont, manquent souvent leur effet; elles ont besoin, pour agir, que le sel marin soit administré concurremment sous une forme ou sous une autre, en général chez les personnes dont le tempérament est manifestement lymphatique.

Je rappelle, sans m'y arrêter maintenant, les bons effets du sel marin dans la phthisie, j'entends dans la phthisie scrophuleuse, comme je l'ai déjà dit dans mon livre sur les *Eaux minérales de Salins*, p. 116. Le chlorure de sodium paraît s'attaquer à la tuberculisation dans la scrophule; il serait un des agents curatifs de cette lésion, qui est d'autant plus redoutable, quand elle se développe au sein d'organes importants, comme les poumons.

Maintenant que nous avons envisagé aussi complétement que possible l'action physiologique des éléments principaux de l'eau minérale du Jura, du brômure de potassium et du chlorure de sodium, voyons l'action physiologique de l'eau dans son ensemble. J'avoue qu'une expérimentation de cette sorte m'a toujours paru plus difficile en réalité qu'elle ne l'est en apparence, et la principale difficulté tient surtout à l'ignorance très-naturelle des personnes qui se soumettent à ces expériences. Autant que possible, quand leur santé le leur permet, les médecins font beaucoup mieux de se faire les sujets de ces expérimentations. C'est au moins un moyen d'éviter certaines erreurs, et aussi de fortifier sa confiance. J'ai commencé ces expérimentations en 1859, j'ai dû les interrompre en 1860, et je les ai reprises en 1861 et 1862. Je compte les continuer cette année, afin de leur donner un plus grand développement et afin d'étudier en même temps le problème de l'absorption cutanée dans le bain médicamentaux, problème qui se rattache évidemment à ces questions d'action physiologique et d'action thérapeutique des médicaments. Voici les résultats auxquels je suis arrivé.

Le bain a toujours été pris au milieu de la journée, trois heures au moins après le repas, à 32° C., de trois quarts d'heure de durée.

1° *Action sur la peau.* — Les effets sur la peau ont été nuls, mais il n'en est pas toujours ainsi chez les personnes dont le tégument externe est très-fin et délicat, comme chez les femmes et les enfants, surtout quand la circulation capillaire est active et développée. Les baigneurs se plaignent quelquefois de picotements et présentent des plaques d'érythème, mais c'est assez rare, et je me crois fondé à dire, par l'exemple de l'un d'eux, que je ne suis pas convaincu que ces personnes ne fussent dans la catégorie de celles qui ont des plaques d'érythème par la simple immersion dans un bain d'eau douce. J'ai vu, non des gens bien portants, mais des malades avoir des rougeurs à la peau avec inflammation légére et superficielle durant un jour, deux jours au plus, après l'immersion dans des bains diversement minéralisés. Un homme vigoureux, de tempérament lymphatique très-prononçé et en offrant tous les attributs extérieurs, eut un véritable érythème intertrigo dès le premier bain en eau de la source : il ne l'avait point auparavant. Ce bain d'eau de la source contient, d'éléments minéraux principaux, pour 200 litres; chlorure de sodium, 4k, 549gr, 030; brômure de potassium, 6gr, 130. Je fis suspendre le traitement pendant quelques jours et, avant de le faire recommencer, comme contre expérience, je conseillai un bain d'eau douce : l'érythème, qui avait cessé, reparut et fut tel qu'il s'était présenté après le premier bain d'eau de la source. Je suspendis encore quelques jours, et puis je pus faire reprendre impunément le traitement.

Chez un autre malade, je pus constater en quelque sorte le degré de tolérance de la peau. Au huitième bain d'eau de la source avec addition de six litres d'eau-mère, ce qui donnait 5 k.420gr,79910 de chlorure de sodium et 22gr 99810 de brômure de potassium survint un prurigo qui obligea de suspendre le traitement. Peu de temps après, je le prescrivis de nouveau et je ne pus, sans déterminer aussitôt des plaques d'érythème, aller au delà de la minéralisation du bain d'eau de la source.

Mais ces faits sont exceptionnels, rares, et l'on peut dire que, dans les cas où le traitement est bien formellement indiqué, rien de semblable ne se produit. Il faut d'ailleurs remarquer que les petites éruptions que je signale, exanthèmes, papules, vésicules même, se sont produites sous l'influence de bains médiocrement minéralisés. Dans le très-grand nombre de cas où les bains le sont davantage, je n'ai constaté aucun accident à la peau.

Les surfaces ulcérées, dès les premiers bains, sont douloureuses ; mais il s'établit pour elles une tolérance incontestable : les ulcères scrophuleux, en particulier, les ouvertures des trajets fistuleux, etc. se trouvent bien des bains, qui en hâtent incontestablement la cicatrisation sans provoquer des douleurs permanentes et renouvelées à chaque bain. Comme je l'ai dit, la tolérance s'établit très-vite. N'est-ce pas, dans l'espèce, une preuve nouvelle de l'accomodation du remède au mal, surtout quand il s'agit, comme à Salins, d'une minéralisation puissante?

2° *Sur la circulation.* — Trois premiers bains en eau de la source n'ont produit aucun changement sensible dans la circulation. Au quatrième bain, davantage minéralisé, il est vrai, il y eut une plus grande fréquence du pouls ; il était à 70 avant le bain, il s'éleva à 76 ; il était régulier. Au septième bain, il atteignait 90 pulsations, la température du bain n'ayant pas dépassé 31° C. Il y avait de la céphalalgie, une pesanteur marquée au-dessus des orbites. La température du corps n'avait pas changé : le thermomètre placé dans l'aisselle marquait 37° C.

3° *Sur la sécrétion urinaire.* — Nous avons fait trop peu d'expériences sur ce sujet pour en traiter complétement. Nous comptons poursuivre ces recherches et y apporter un grand soin. Les urines, habituellement neutres, ou à peu près, sont demeurées neutres. Le seul changement que nous ayons pu apprécier est celui-ci : le bain pris exceptionellement le matin, les urines n'ayant pas été rendues, elles ont été, après le bain, plus claires, moins foncées qu'elles ne l'étaient habituellement, plus abondantes sans doute.

4° *Sur les organes de la digestion.* — J'ai pris un verre d'eau de la source immédiatement après le bain pendant quatre jours consécutifs et je n'ai rien éprouvé qu'un effet purgatif médiocre le premier jour. Seulement, toute la journée, j'ai ressenti le goût de l'eau salée, la soif était augmentée. Le cinquième jour, j'ai pris un verre et demie, le sixième et le septième, deux verres. Ici, je fus obligé de cesser, j'avais, outre le goût de sel plus prononcé, de l'angine érythémateuse, une grande sécheresse à l'isthme du gosier avec sentiment de constriction, surtout au moment où, aux repas, j'avalais les substances liquides. A ce moment se montra un phénomène qui s'était manifesté chez moi, quelquefois, peu de temps après la guérison, complète cependant, d'une paralysie du voile du palais qui dura près de trois mois après une angine couenneuse, je dirai mieux, après une intoxication diphthéritique très-marquée. Il y avait, si je puis m'exprimer ainsi, une sorte d'hésitation de la part du voile du palais à se mouvoir convenablement lors du passage du bol alimentaire et surtout des liquides. Il y avait tendance à ce que, comme un an avant, en 1860, les boissons me revinssent par le nez. Depuis, jamais ce phénomène ne s'est représenté. Je dus cesser l'usage de la boisson : j'étais d'ailleurs au septième bain, j'avais de la céphalalgie, le pouls qui s'élevait. Je conservai le goût de sel avec augmentation de la soif, pendant quelque temps. Cette lésion de fonction du voile du palais, lésion incomplète d'ailleurs, se renouvela quelquefois aprés la cessation de l'expérimentation ; mais, depuis la fin de septembre 1861, je n'ai plus eu à m'en occuper. Je suis disposé à ne pas l'attribuer à l'usage de l'eau en bains et en boisson, du moins à la lui attribuer d'une manière absolue. Je crois que cette manifestation d'une affection du voile dont la guérison datait d'une année a trouvé seulement dans le traitement auquel je me suis soumis l'occasion de se reproduire. Je veux dire que si je n'avais eu antérieurement cette paralysie, cette lésion éphémère du voile ne se serait pas produite, même très-légère comme elle a été d'ailleurs, sous l'influence des bains et de l'eau de la source en boisson. Je n'ai jamais observé semblable chose chez aucun de mes malades.

5° *Sur le système nerveux.* — J'avais eu, au quatrième bain, de la lourdeur de tête, quelques bourdonnements dans les oreilles, quelques élancements sur le trajet du nerf sus-orbitaire droit, de la fatigue; le septième jour, je dus cesser, comme je l'ai dit, la céphalalgie surtout étant très-prononcée.

Cette expérimentation a été sans doute incomplète, et je ferai mon possible pour la poursuivre; mais, cependant, elle m'a éclairé et surtout elle m'a confirmé dans ce sentiment que je n'ai pas seul, je le sais, et qui est partagé par des hommes très-considérables en hydrologie, que pour le succès de la cure, il faut qu'il n'apparaisse aucun phénomène de l'action physiologique, il faut que tout se passe dans le silence, il faut que le médicament, dans son accommodation parfaite avec la maladie, agisse comme le fait ce qu'on appelle en thérapeutique un *altérant*, c'est-à-dire un médicament qui change, d'une manière insensible et sans provoquer d'évacuations, l'état des solides et des liquides. Je ne tiens pas au mot ni à la définition qu'on en donne dans un sens conforme à l'idée organicienne, je tiens seulement, dans l'espèce, à l'accommodation, à la spécialisation des eaux de Salins à certaines maladies.

CHAPITRE III

DE L'ACTION THÉRAPEUTIQUE DES EAUX DE SALINS

Si l'on considère la nature pathologique des maladies que l'on traite avantageusement à Salins, on arrive trop souvent, à mon avis, à se poser une question, naturelle si l'on veut au premier abord, mais qui, de fait, ne répond qu'aux exigences impérieuses de l'hypothèse, si on l'examine avec attention et sous toutes ses faces. Il y a longtemps déjà, en 1854, j'ai posé en principe que « le trait d'union entre le médicament et la maladie est de la nature de ces choses qu'on doit observer sans chercher à les expliquer. Il nous est enjoint même, on pourrait dire, pour la plus grande somme de notre bien, d'étudier tous les phénomènes, de voir les côtés par lesquels ils se correspondent. Quant à leur raison d'être, elle nous est cachée; elle nous le sera à jamais; les systèmes donneront encore, et toujours, comme ils en ont déjà tant donné, des explications de leur façon, mais là n'est pas la vérité. » (*Considérations sur quelques affections scrophuleuses observées chez le vieillard*, 1854, page 52.) Je voulais alors, comme je le veux aussi fermement aujourd'hui, démontrer que le seul procédé réel en thérapeutique, c'est *l'empirisme raisonné*. J'ai pu voir, dans ces derniers temps, avec une grande satisfaction, que des esprits fort distingués accueillaient assez volontiers cette manière de voir, ma conviction depuis longtemps. Je l'ai d'ailleurs exprimée catégoriquement *dans l'ouvrage cité*, page 52 :

« La thérapeutique, c'est-à-dire cette partie de la médecine qui a pour objet le traitement des maladies, ne peut avancer, comme la science dont elle dépend, que par l'observation seule, à l'abri surtout des théories et des hypothèses. Pourquoi donne-t-on un médicament? Parce que l'expérience a appris qu'il était utile précisément dans le cas qui s'offre à votre observation ; le phénomène pathologique que vous avez sous les yeux présente donc l'indication de telle substance médicamenteuse. C'est ce qu'on appelle vulgairement une indication *empirique,* par opposition à celle dite *rationnelle,* dans laquelle le rapport qui existe entre les symptômes d'une maladie et les moyens que l'on choisit pour la combattre est toujours soumis au raisonnement. Mais je le demande? n'est-ce pas un raisonnement que de dire : là tel agent thérapeutique a eu du succès; voici un cas semblable, il faut employer le même médicament. Ce travail de l'esprit est appelé *induction.* Aussi cette distinction de deux espèces d'indications ne signifie rien; l'indication empirique est également rationnelle, en ce sens que la raison y apporte son jugement; elle tire des conséquences en vertu desquelles le médicament est prescrit, elle fait une induction. Le médicament pris, vous voyez, au bout d'un certain temps, un effet salutaire. Analysez ce qui s'est passé : vous trouverez, en somme, un phénomène pathologique (*l'indiquant*) qui exige l'emploi de tel médicament (*l'indiqué*) et puis un second phénomène, qui est constitué par le retour plus ou moins rapide à la santé. Quant à l'action du remède sur le premier phénomène pour l'annihiler ou le transformer, nous ne pouvons la connaître; elle nous échappe; nous ne savons que ses conséquences, ses résultats, qu'il faut étudier avec le même soin qu'on a mis à se rendre compte des phénomènes pathologiques, afin de savoir jusqu'à quel point on a lieu d'être satisfait de l'effet obtenu. — Les spécifiques, et ici je veux parler de ces médicaments dont le succès est très-fréquent dans certains cas donnés et dont la manière d'agir est inconnue, bien entendu, sont assez nombreux. Ainsi, pour ne citer que quelques exemples : les médicaments par excellence réputés spécifiques, le quinquina et le mercure ne sont pas les seuls qu'on puisse employer contre la fièvre intermittente et la syphilis : l'arsenic agit mieux contre certaines fièvres intermittentes, l'iodure de potassium agit dès le début des accidents tertiaires, alors que le mercure n'a plus qu'une action très-douteuse, nuisible même dans certains cas, si les premiers signes de la cachexie se manifestent. Comprenons-nous davantage le mode d'action de l'arsenic, de l'iodure de potassium, et, l'on pourrait dire aussi, du tartre stibié dans la pneumonie, des purgatifs dans la fièvre continue typhoïde, de l'aconit dans la fièvre continue purulente ? Evidemment non. Je ne parle ici que des médicaments qui paraissent avoir une action sur la maladie elle-même, et non pas seulement sur l'un de ses éléments, sur l'une de ses affections en particulier. Aussi, dans la définition que je donnerais d'un médicament spécifique, je tiendrais moins à noter que *sa manière d'agir nous est inconnue*, ce qui est en réalité le fait de tous les médicaments, qu'à oublier de dire qu'il est *propre spécialement* à telle forme, à telle variété de telle ou telle autre maladie. Y aurait-il imprudence à présumer qu'à chaque variété d'une unité morbide serait attaché comme spécifique un médicament? C'est une de ces inductions que l'esprit humain est entraîné à faire, restant d'ailleurs sur le terrain de la science et raisonnant par induction. Comme on le voit, *il y a neuf ans*, je parlais en ces termes de la spécialité d'action des médicaments. Depuis, je me suis attaché davantage, s'il est possible, à cette vérité et d'autant plus que je l'ai vue admise pour les eaux minérales, ces puissants médicaments, par M. Durand-Fardel qui a eu, en hydrologie, le grand mérite de ramener et de coordonner sur le terrain de la science les études faites sur les eaux minérales.

C'est qu'en effet, tout est là. En dehors de la spécialité d'action, il n'y a plus rien. Quand, dans le traitement des maladies chroniques, on voulut expliquer les effets thérapeutiques des eaux minérales par l'*excitation*, thèse que Léon Marchand soutint avec beaucoup de talent, on pouvait tout au plus se rendre compte de ces effets semblables obtenus près de sources qui sont dissemblables dans leurs principes chimiques et, pour le dire en passant, dans un autre ordre d'idées et avec des agents thérapeutiques d'autre nature, l'école rasorienne avait bâti sur la *substitution* toute une doctrine thérapeutique qui a pu inspirer les partisans de l'excitation aux eaux minérales et qui, sans contredit, donne la raison de plusieurs des phénomènes obtenus par les *propriétés excitantes* des eaux, dans des cas de *lésions*, d'*affections* dépendant d'une unité morbide, en général d'une maladie constitutionnelle. Mais ce sont deux traitements dont chacun a une valeur différente, que guérir la maladie et guérir l'affection qui en dépend et qui est en quelque sorte greffée sur elle. La chose a une telle importance, surtout quand on considère la pratique aux eaux minérales, à Salins en particulier, que je dois entrer dans quelques détails, très-désireux d'appeler sur ce grave sujet l'attention de mes confrères, très-heureux si je voyais mon sentiment partagé.

Pour mieux préciser, je choisis un exemple, la *scrophule,* et *un cas déterminé de scrophule*, une scrophule avec manifestation de *tumeur blanche*. Il y a deux traitements à faire pour arriver à la cure, autrement dit, le *traitement curatif* se compose de deux parties, de deux traitements si l'on veut, et l'importance de chacun d'eux est modifiée suivant le moment où l'on envisage la maladie, et suivant l'époque de son développement. La tumeur blanche est une lésion sérieuse de la scrophule, une affection qui, de son fait, imprime une forme à la maladie, une forme grave. L'on ne saurait trop se hâter, dans ces conditions, de modifier puissamment la maladie constitutionnelle dont dépend la tumeur blanche; car, sous l'influence de ce traitement qui s'adresse à la maladie (la scrophule dans ce cas), la tumeur blanche peut être arrêtée dans sa marche et guérir. C'est un fait clinique parfaitement constaté. Cette tumeur blanche est douloureuse, elle siége au genou, je suppose, elle entrave la marche, elle sollicite, d'abord en raison de la douleur, plus tard en raison d'autres influences, elle sollicite, disje, la jambe à demeurer fléchie sur la cuisse. Cette flexion a de la tendance à s'accroître, et enfin, il en résulte des rétractions musculaires et aussi des désordres particuliers dans la jointure elle-même qui peut s'ankyloser en une position vicieuse. Je rappelle ici d'une manière très-brève les faits tels qu'ils se passent. Il y a aussi un traitement à opposer à ces accidents qui accompagnent ou qui suivent la tumeur blanche. Il y a donc, pour une scrophule avec manifestation de tumeur blanche, deux traitements pour espérer arriver à la cure, deux traitements inclus, si je puis m'exprimer ainsi, dans le traitement curatif: 1° celui de la maladie constitutionnelle; 2° celui de la lésion ou des lésions s'il y en a plusieurs simultanément.

Dans mon Mémoire sur les affections scrophuleuses des vieillards, publié en 1854, je me suis appesanti sur ces considérations, pages 48 et suivantes.

On ne saurait croire combien, en pratique, ces considérations trouvent leur application aux eaux minérales, à Salins particulièrement. Je ne saurais trop le dire, c'est aux eaux minérales surtout que l'importance est plus grande et qu'elle peut être le mieux reconnue d'établir la distinction entre la maladie et l'affection. Du reste, comme type d'études, les maladies chroniques tiennent le premier rang. On peut plus aisément, en raison de leur marche lentement progressive, les examiner sous toutes leurs faces et les décomposer en quelque sorte en tous leurs éléments. C'est, du reste, une nécessité, car, qui veut soigner l'affection sans s'occuper de la maladie ou qui veut soigner la maladie, négligeant l'affection, ne fait qu'un traitement incomplet et duquel on ne doit pas attendre de bons résultats.

Puisque j'ai choisi la scrophule pour exemple, exemple si bien choisi par rapport à Salins, je continue :

Dans la scrophule, comme dans les autres maladies constitutionnelles, je reconnais deux ordres d'indications à remplir. 1° Les unes s'adressent à la maladie elle-même et aux affections qui en dépendent; leur but est rempli par l'emploi des moyens dont le résultat est de guérir l'affection, d'en prévenir les récidives, d'enrayer autant que possible la marche progressive de la maladie, de faire en quelque sorte le traitement prophylactique des affections d'une maladie à marche lente, à longues périodes, qui a déjà produit des manifestations et qui est évidemment en voie d'évolution.

Ainsi, je ne doute pas que, chez l'enfant, ce traitement bien entendu, bien suivi, et les preuves à Salins ne manquent pas, ne puisse modifier la forme de la scrophule, je ne doute pas que ce traitement n'ait une influence réelle à rendre bénigne une scrophule qui semblait devoir affecter la forme commune. 2° Les autres indications, d'un rang moins élevé, sont relatives à des éléments morbides qu'on rencontre dans une foule d'affections : ainsi la congestion, l'inflammation ; celles-ci président fort souvent au développement et à l'évolution des produits morbides au sein de nos tissus; elles deviennent quelquefois une complication ; si elles ne sont pas toujours indispensables, il est bien certain qu'elles peuvent être causes occasionnelles; ce sont alors, qu'on me permette l'expression, des agents provocateurs. Ainsi, pour citer un exemple, l'inflammation chronique avec fluxion sanguine habituelle, est sans contredit, dans bien des cas, une condition très-favorable pour la transformation des solides en tissu cancéreux : c'est ce qu'on voit si souvent pour le col de l'utérus. — Dans le cours de la maladie, cette inflammation joue un rôle très-important ; elle influe sur sa marche; pour le cancer, elle active le développement des tumeurs; elle est cause de l'augmentation des douleurs, elle hâte l'ulcération, et c'est elle qui détermine l'engorgement des ganglions lymphatiques voisins. L'inflammation est bien loin de produire le tissu cancéreux, comme l'a professé l'école physiologique; mais elle est très éloignée aussi de demeurer étrangère à sa production et aux diverses phases qu'il devra parcourir. Combattre l'inflammation chronique peut donc être quelquefois le traitement prophylactique de certains produits nouveaux, en empêchant leur marche envahissante et leurs progrès plus promptement funestes; c'est dans tous les cas un traitement palliatif convenable. Dans toutes les affections de la scrophule, l'inflammation joue un rôle très-évident, et, pour ne parler que de celles que l'on voit le plus communément, ne rencontre-t-on pas l'inflammation dans les dartres, dans les ulcères, dans le catarrhe pulmonaire, souvent dans les épanchements séreux qui se font dans les cavités splanchniques durant la cachexie, dans les ophthalmies, dans les otorrhées, etc.? Il faut donc tout faire pour la prévenir et pour la modérer. Qu'on donne, si l'on veut, à ce traitement le nom de *palliatif* par opposition à celui qui est plus essentiellement dirigé contre la maladie même, et que l'on aime à désigner du nom de *curatif*, peu importe; son utilité, pour ne pas être placée en première ligne et rester accessoire, n'en est pas moins incontestable.

Ainsi donc, deux ordres d'indications, et, à Salins, rien n'est mieux applicable: 1° guérir les manifestations de la scrophule, empêcher les récidives, prévenir le développement d'autres affections de cette maladie; ce but est rempli par le traitement dit *général*, et par les règles sages qui déterminent la mesure dans laquelle doit être restreint l'usage des circumfusa, des ingesta, des gesta même, c'est le traitement *curatif*; on est très-heureux quand il mérite sans réserve ce nom si plein d'espérances; 2° guérir l'inflammation qui complique presque toujours les affections de la scrophule, et qui, très souvent, est l'occasion de la chronicité; c'est le traitement *palliatif*; je préfèrerais l'appeler traitement *auxiliaire* ou *adjuvant*.

Le traitement curatif se partage en deux parties : 1° le traitement général proprement dit ; 2° le traitement plus particulièrement applicable à chaque affection de la scrophule.

Aujourd'hui, dans l'état actuel de la science, à une époque où l'on a reconnu que les eaux minérales constituent certainement un des médicaments les plus puissants contre les maladies chroniques, les notions sur l'action physiologique des eaux minérales comme de tous autres médicaments ne répondant qu'à un besoin d'un système médical qui ne donne qu'incomplétement l'idée de la maladie, unité morbide, ces notions ne fournissant d'ailleurs, comme je l'ai démontré, que des résultats dont on peut contester la valeur, car, la plupart du temps, ils ont été observés, non pas sur des hommes en état de santé, mais sur des malades, ne pouvant au surplus indiquer que le moment opportun de cesser l'usage du médicament quand il produit les effets dits physiologiques, ce que j'ai exposé plus haut, il y a lieu d'étudier les eaux minérales au point de vue de leur *spécialité d'action*. C'est incontestablement la voie du progrès, la voie de l'observation pure et dégagée de tout esprit de système.

La raison, au moins autant que les faits cliniques le démontrent chaque jour, prescrit, en thérapeutique, d'aller de la maladie au médicament, et non pas, trop souvent pour le plus grand succès d'un remède, de l'adapter sans discernement à des maladies et à des affections dont la nature pathologique est très différente. Parmi les eaux minérales d'un même groupe en matière médicale, il y en a dont l'action thérapeutique contre telle maladie est plus considérable que l'action de certaines autres ; les unes influencent davantage la maladie ; les autres, pour se tenir en un rôle plus secondaire, n'en ont pas moins une certaine importance, en contribuant plus spécialement à la guérison des *affections*. Il y aura lieu bientôt, en thérapeutique hydro-minérale, d'envisager les degrès d'action thérapeutique. C'est un travail dont je m'occupe.

Les effets de l'eau minérale de Salins étaient connus du vulgaire depuis longtemps, alors qu'ils n'étaient point encore du domaine de la science. C'est le sort habituel de presque tous les médicaments; la science en règle l'emploi, impose des lois utiles, nécessaires; mais de fait, elle ne découvre pas, dans la grande majorité des cas. Si l'on remontait à l'origine de nos meilleurs remèdes, on verrait qu'il en est ainsi; le médicament a déjà une tradition, tradition populaire si l'on veut, extra-médicale sans doute, mais réelle, et de fait, ayant une valeur qu'il n'est pas permis de négliger. Pour les eaux brômo-chlorurées-sodiques, pour les eaux des salines, pour les eaux de Salins en particulier, il en a été ainsi. Les ouvriers employés á la fabrication du sel ont toujours paru exempts des phénomènes qui caractérisent la maladie constitutionnelle appelée scrophule, et, sur ce sujet, je rappellerai les observations intéressantes de M. Guérard. Près des Salines, le tempérament lymphatique trouvait à se modifier avantageusement. Voilà la tradition, tradition très-ancienne. Il était fort naturel que la science s'en emparât et cherchât à transformer en préceptes d'art médical les documents épars çà et là, et commentés au gré de chacun. Mais il y a vraiment quelque chose de bien remarquable à considérer ici : la question posée, dorénavant entre les mains des savants, n'en est pas plus aisément élucidée; il semble au contraire que des voiles l'obscurcissent, et pour revenir de temps en temps à une saine interprétation des vertus curatives de l'eau de Salins, il faut se retremper en quelque sorte au dicton populaire qui, de tous les côtés, proclame les vertus antistrumeuses de cette eau.

Dans toutes les choses qui sont du domaine de la clinique, il en est ainsi, et, ceci soit dit en passant, en thérapeutique, l'empirisme trace la voie, la science la poursuit, l'empirisme se fait expérimentation, il devient raisonné, il est scientifique. Le médicament est-il définitivement curatif de telle ou telle maladie, il est alors accepté par le plus grand nombre; quand, *traditionnellement*, il est réputé guérir; quand, *au témoignage du sens commun*, *par le fait d'évidence*, il apporte, étant administré, une modification heureuse dans l'état de l'individu; quand, *au témoignage des sens*, les signes visibles, tangibles, en un mot les signes physiques du mal disparaissent sous son influence. La certitude philosophique, qui doit être la certitude en chaque branche des connaissances humaines, parce qu'elle est immuable comme la vérité, la certitude philosophique, dis-je, est complète; le trépied sur lequel elle est assise est très-solide, je veux dire la *tradition*, *l'évidence* et le *témoignuge des sens*.

Je sais que certains, et ils sont nombreux, ne l'entendent point ainsi; ils se contentent d'une certitude tronquée; la relation des sens leur suffit. Cela procède du sensualisme, cette philosophie si ancienne, rajeunie quelquefois, le sensualisme qui enseigne qu'il n'y a rien dans l'intelligence qui n'y soit venu par les sens : *sentire est scire*. Dans les systèmes de médecine qui dérivent de ce système de philosophie, et ce sont les plus nombreux et ceux qui sont le plus en faveur, la notion de lésion, d'altération matérielle est tout, l'idée de maladie est obscurcie, elle est oubliée, elle n'existe plus. Voilà où, d'étape en étape, l'on arrive dans la voie de l'erreur. Il y a longtemps déjà que je soutiens ce sentiment que la philosophie préexiste à la science, que celle-ci ne reçoit ses inspirations que de la première. Dans cet ordre d'idées, examen fait des divers systèmes de philosophie (1) qui ont pesé sur la science médicale et qui, trop souvent pour ses progrès réels, l'ont retardée dans sa marche, l'unité pathologique se détache clairement ; elle est un tout, elle se reproduit, dans la suite des temps, identique à elle-même, elle existe. Mais je ne veux naturellement pas traiter ici une question de pathologie générale. Bien qu'à tout instant, l'étude sur quelque partie isolée de notre science nous ramène à considérer l'ensemble et nous entraîne vers la pathogénie, je veux, pour me restreindre autant que possible dans les limites que je me suis tracées, n'envisager que l'action thérapeutique du médicament dont je n'occupe ici, de l'eau de Salins. Les considérations qui précèdent sont à leur place; elles ne sont point un hors-d'œuvre. Il y a, en effet, des prolégomènes à toutes choses et tel qui voudrait le méconnaître ne saurait jamais alors la manière de procéder des connaissances humaines : celles-ci se suivent et s'enchaînent. Le médicament doit être dirigé contre la maladie et non pas seulement contre le symptôme ou contre la lésion, car l'un et l'autre ne sont que des éléments dans l'unité morbide. Il y a neuf ans, je l'ai dit, que j'ai cherché à démontrer que l'art médical, qui suit la science et qui en procède, doit

(1) *Examen de l'influence de la philosophie sur les systèmes de médecine*, par le docteur Auguste Dumoulin, médecin inspecteur des eaux de Salins, 1 vol. in-8°, sous presse.

avoir pour but de guérir les maladies et non pas seulement les états pathologiques divers qui ne sont que des altérations matérielles, que des parties d'un tout.

Tout dépend, en thérapeutique, de l'interprétation de la maladie. Je continue à prendre la scrophule pour exemple.

Il n'y a pas encore longtemps qu'obéissant aux idées que fournissaient l'humorisme et le solidisme, l'on marchait en thérapeutique dans cette voie : certains médecins, convaincus que la scrophule est le résultat d'un épaississement de la lymphe, de la coagulation du lait, de la présence des humeurs peccantes, d'un vice particulier, etc. ; quelques-uns, persuadés, avec Fabre, que le principal siége des scrophules est dans les parties supérieures, ont tour à tour prescrit, guidés par l'idée systématique qui les dominait, les uns l'hydrochlorate de cuivre ammoniacal (assez employé encore en Allemagne et en Angleterre sous le nom de *liqueur de Kœchlin*), les autres le sous-carbonate de potasse (introduit dans la thérapeutique de la maladie scrophuleuse, par Levret), d'autres les purgatifs, ici comme évacuants, là comme révulsifs.

De ces auteurs, les uns ont pris une lésion qui n'est pas constante pour la cause certaine et immédiate de la maladie, et puis, en vertu de ce précepte qui a déjà fait commettre tant d'erreurs, *sublata causa tollitur effectus*, ils ont cherché, soit dans des préparations officinales déjà connues, soit dans des composés chimiques nouveaux, des remèdes qu'ils envisageaient comme des spécifiques. Si l'on veut y songer sérieusement et apporter sur cette question toute l'attention qui est nécessaire dans les choses de l'art médical, il sera facile de voir qu'il est peu conforme à l'observation clinique de dire : la scrophule consiste dans un épaississement de la lymphe, donnons donc des médicaments qui lui rendent sa fluidité. C'est très-logique, comme vérité de conséquence, mais on part d'une vérité de principe qui est une erreur, et c'est pour ce motif que se fourvoie l'art médical qui procède d'une interprétation fausse ou tronquée de la maladie. On a dit encore : la scrophule consiste exclusivement dans un vice de la nutrition, donnons des excitants et des toniques. Autant vaudrait dire, ce qu'on a répété encore assez longtemps et ce que l'on répète bien encore un peu aujourd'hui, mais plus bas si je puis dire, tant la chose paraît une énormité, la scrophule n'existe pas, ce ne sont que des états organo-pathiques simultanés, sans lien qui les rassemble, ou bien les écrouelles ne consistent qu'en une irritation des vaisseaux blancs; donnons des médicaments propres à modérer ces phlegmasies éparses çà et là. Ces divers sentiments sur la scrophule et sur la thérapeutique qui lui convient, comme corollaire, ont été soutenus. Je sais moins s'ils ont été cliniquement appliqués. Il y a en général, et fort heureusement pour se garder des conséquences de ces énormités, un bon sens qui profite aux malades.

Les inconséquences entre la théorie et la pratique ne sont pas très-rares et, dans les cas de ce genre, elles ont leur côté avantageux.

En général, point de thérapeutique, ou thérapeutique erronée dans ces systèmes, où tantôt la cause, tantôt la lésion prennent la place de la maladie, où l'on fait de la partie le tout.

Les eaux brômo-chlorurées-sodiques de Salins ont incontestablement une spécialité d'action dans le traitement de la scrophule. De tout ce que j'ai dit plus haut, il résulte que la tradition, tradition extra-scientifique si l'on veut, a conduit par induction, pour le traitement de la scrophule, à une expérimentation qui a parfaitement réussi. Aussi, aujourd'hui, l'usage, pour les scrophuleux, des eaux brômo-chlorurées-sodiques, des eaux de Salins en particulier, est-il un fait médical, scientifique, parfaitement avéré. Le relevé clinique qui termine ce mémoire en est la preuve. Maintenant, dans l'état actuel, est-il possible de dégager l'idée de l'accommodation du remède à la maladie ? Je ne veux pas rechercher, qu'on le remarque bien, comment et pourquoi l'eau de Salins agit si bien contre la scrophule: j'ai déjà démontré, en plusieurs circonstances, que ces investigations au sujet du lien entre le remède *curatif* et la maladie *qui guérit*, outre qu'elles sont à peu près inutiles, sont de la nature de ces choses que l'on n'aperçoit pas, parce qu'elles sortent du cercle des objets que nos sens peuvent constater. Je veux seulement, en parlant de dégager l'idée de l'accommodation parfaite du remède á la scrophule, déterminer, le plus rigoureusement possible, les conditions où le médicament est appelé à agir le mieux et par suite connaître les conditions morbides, qui sont motifs de contre–indication.

C'est, comme on le voit, un point de pratique fort intéressant et enfin, sur ces données, considérer, par induction, comment ces mêmes eaux brômo-chlorurées-sodiques de Salins, qui sont un médicament spécial à la scrophule agissent encore bien dans certaines autres maladies dont quelques-unes n'ont de commun avec la scrophule que d'être rangées en nosologie dans la même classe, les maladies constitutionnelles, dont quelques autres enfin n'ont rien de commun avec la scrophule.

C'est, comme on le voit, un sujet d'un très-haut intérêt, et, pour l'élucider, nous partons logiquement de faits parfaitement connus afin d'arriver à d'autres qui le sont moins, ainsi l'appropriation des eaux de Salins à des maladies autres que la scrophule, le rhumatisme, la goutte, la chlorose, etc.

La première partie du problème est de fait résolue : j'en ai parlé longuement dans mon *Mémoire sur l'eau de la source de Salins et son emploi en thérapeutique*, publié en 1861 dans la revue d'hydrologie médicale française et étrangère, de Strasbourg, de la page 26 à la page 53. Voici comment je terminais ces considérations sur l'usage de l'eau de Salins dans la scrophule. « Je répète encore ce que je disais plus haut : elle est curative des maladies et des affections, elle peut toujours prévenir une forme plus grave de la maladie. J'appelle tout à fait spécialement l'attention sur un médicament destiné, par le fait, à être un agent de l'art médical, en thérapeutique et en hygiène. » *ouvrage cité*, page 53. Je n'ai plus qu'un mot à ajouter avant de passer à la seconde partie du problème, l'accommodation de l'eau de Salins à d'autres maladies que la scrophule. J'ai indiqué fort longuement dans ce mémoire le mode d'administration des eaux de Salins qui convient le mieux contre la scrophule à ses diverses formes, bénigne, commune et grave et contre un certain nombre des affections les plus communes de cette maladie constitutionnelle. Je ne veux ici que compléter ma pensée en disant qu'en général le traitement brômo-chloruré-sodique trouve toujours une contre-indication formelle, mais le plus ordinairement momentanée, quand il existe un état aigu, je veux dire quand l'une des affections de la scrophule offre un certain degré d'inflammation plus aigue qu'on ne l'observe habituellement. Il faut noter que ces alternatives d'inflammation aiguë ou subaiguë et d'inflammation chronique sont fréquentes. Mais ces conditions, qui, dans une maladie dont la marche et l'évolution sont essentiellement chroniques, nécessitent l'interruption du traitement, sont éphémères, momentanées. Je dirai même qu'elles durent et se présentent d'autant moins que la maladie a été déjà plus influencée par le remède et que le mode d'administration de celui-ci a été meilleur. Il est d'ailleurs très important d'établir la distinction entre ces phénomènes dits physiologiques dont j'ai parlé longuement et l'état inflammatoire aigu ou subaigu de plusieurs lésions. Les premiers dénotent une perturbation causée au sein de l'organisme par un médicament mal administré ou dont l'emploi est défectueux. L'inflammation, au contraire, appartient en propre aux lésions de la maladie et ne revèle point par sa présence les souffrances de l'organisme causées par une médication intempestive. Ces remarques pratiques étant faites, je passe à des considérations d'un autre ordre sur l'accommodation des eaux de Salins à des maladies autres que la scrophule.

L'usage de ces eaux, contre ces dernières maladies, a aussi sa tradition. Là où l'on trouve un médicament de premier ordre contre une maladie aussi répandue, aussi grave quelquefois que la scrophule, l'on est disposé à étendre pour d'autres maladies, les vertus curatives de ce médicament. Aussi, les gens du monde ont-ils remarqué, et avec raison, que l'eau brômo-chlorurée sodique de Salins réussit dans les maladies chroniqnes où le phénomène *débilité* se trouve très-accusé. Voilà la tradition, tradition extra-scientifique peut-être, mais cependant pleine d'enseignement. Il faut chercher à comprendre scientifiquement l'accommodation du médicament à ces maladies. Et, d'ailleurs, comme on va le voir, c'est un point de médecine pratique à éclaircir.

Dans la *Syphilis,* quand cette maladie a beaucoup affaibli le sujet, quand il y a un commencement de cachexie, à plus forte raison quand cette dernière fait des progrès, l'eau de Salins réussit bien. Est-elle un anti-syphilitique? A-t-elle une spécialité d'action dans la syphilis? Je ne le crois pas. Elle relève les forces et, pour dire ma pensée, elle n'agit ici si bien que comme remède hygiénique, prophylactique de la scrophule. Je pense que cette médication n'agit si bien que par la raison de sa spécialité d'action contre la scrophule. Plus une maladie, et surtout une maladie constitutionnelle, par sa durée, par son énergie, par sa présence chez un sujet dont le tempérament est lymphatique, se rapproche des conditions où la scrophule évolue, parce qu'elle rencontre les causes occasionnelles favorables à son développement, mieux agit le traitement par l'eau brômo-chlorurée sodique de Salins. C'est ainsi que j'explique les succès qu'on obtient par cette médication dans les cas de cachexie syphilitique.

Aussi, pour ces motifs, je n'hésite point à recommander les eaux brômo-chlorurées sodiques dans les cas où l'on peut craindre de voir naître des enfants atteints de syphilis héréditaire, d'abord à celui des époux qui est entaché de syphilis, puis à l'autre, si son tempérament est lymphatique. Je n'hésite pas non plus à recommander ces eaux dans la syphilis phagédénique, cette forme si curieuse et si intéressante dont l'ulcère forme toute la maladie dans le présent et dans l'avenir; mais la durée de cet ulcère, son abondante suppuration sont des causes d'affaiblissement, et tel individu qui, avant un chancre phagédénique, était fort et robuste, peut voir son tempérament changer et sa constitution devenir débile. Cet individu est tout à fait sur la voie de la scrophule, pour lui ou pour ses descendants, non pas que j'admette en principe l'hérédité absolue de la scrophule, mais j'ai la conviction que les enfants nés de parents dans ces conditions sont, plus que d'autres, en situation de voir se développer la scrophule sous l'influence des causes occasionnelles si fréquentes qu'ils trouvent dès leur naissance au contact du monde extérieur. Je ne saurais trop recommander l'usage de l'eau de Salins, à peu près à toutes les périodes de la syphilis, quand aucune affection aiguë n'en contre-indique l'emploi, chez les sujets scrophuleux. On ne peut croire les ravages que peut faire la syphilis dans ces circonstances. J'ai insisté sur ce fait, il y a quinze ans, dans ma thèse inaugurale sur la *Cachexie syphilitique*, 1848. L'accommodation du remède à la syphylis n'est donc pas de même nature que l'accommodation de ce même remède à la scrophule; mais, pour ne point avoir ici une spécialité d'action absolue et directe, les eaux de Salins n'en ont pas moins l'avantage de combattre, administrées de manières différentes suivant les circonstances, un phénomène redoutable de la syphilis, la cachexie, et d'être en même temps un excellent traitement prophylactique de la scrophule, tant pour l'individu qui est atteint de syphilis que pour ses enfants.

J'en dirai à peu près autant du traitement de *certaine forme du rhumatisme et de la goutte* par les eaux de Salins. Sans doute, celles-ci ne sont point antirhumatismales ou antigoutteuses, dans le sens attaché à ces mots, mais elles combattent avantageusement le rhumatisme chronique avec *anémie*, la goutte *asthénique*, surtout dans les cas où le traitement par les alcalins a pu être exagéré et qu'il a produit cette *cachexie alcaline* sur laquelle ont insisté MM. Trousseau et Lasègne et M. Léon Blondeau.

M. Durand-Fardel, pour la *goutte aiguë asthénique ou irrégulière,* conseille de ne pas insister à chercher un modificateur de la diathèse. « Il n'y a guère à songer ici à modifier directement la diathèse spéciale; comment s'y prendre et par quelle action l'atteindre? Mais il faut tâcher de remonter l'organisme, en faisant en quelque sorte abstraction de la goutte, si ce n'est comme surveillance. Plus vous aurez rendu de force, de tonicité, d'activité aux éléments dynamiques et matériels de l'organisme, plus vous aurez mis l'économie à l'abri de ces atteintes soudaines, violentes, irrégulières de la goutte, plus vous tendrez à ramener celle-ci vers ses manifestations habituelles et régulières. Que se passe-t-il alors dans le sein de l'organisme? Il est difficile de s'en rendre compte. Mais bien qu'il s'agisse ici d'un des résultats thérapeutiques les plus difficiles à atteindre, cependant l'expérience a appris que c'était là la marche la meilleure à suivre.

On emploiera donc des eaux minérales toniques et reconstituantes par elles-mêmes, plutôt que des eaux minérales spéciales vis-à-vis la diathèse goutteuse. » (*Traité thérapeutique des eaux minérales.* — page 484).

En 1861, lors de la discussion sur le *Traitement du rhumatisme par les eaux minérales*, à la Société d'hydrologie médicale de Paris, j'ai soutenu la même thèse (*Voyez Annales de la Société d'hydrologie*, t. VII, 1861). Le *rachitisme* le *scorbut*, la *chloro-anémie* trouvent également, et au même titre, un modificateur dans les eaux de Salins.

Il existe enfin deux affections dont la nature pathologique n'est pas bien connue, les *pertes séminales* et la *stérilité* (celle-ci existant sans vices de conformation apparents), qui ont été plusieurs fois modifiées, guéries même à Salins. Y a-t-il là une action spéciale? Ou bien les eaux n'agisssent-elles qu'en reconstituant les sujets? Ce sont des questions sur lesquelles je ne puis me prononcer encore, car, pour le faire en toute connaissance de causes, il faudrait avoir des notions mieux établies sur la nature pathologique de ces affections, sur le rang qu'elles doivent occuper en nosologie, il faudrait connaître en un mot de quelle maladie elles dépendent. Quant aux faits de guérison, ils restent acquis à la science. Il résulte de ces investigations sur l'accommodation de l'eau de Salins à la scrophule et a d'autres maladies que, dans le premier cas, elle est *médicament de premier ordre*, elle a une spécialité d'action qui est incontestable; dans le second cas, elle n'a plus sans doute cette spécialité, mais elle combat puissamment, et toujours avec succès, un des phénomènes les plus saillants de ces maladies, phénomène qui caractérise l'une des formes de chacune d'elles, la débilité.

On peut remarquer que, dans les investigations auxquelles je me suis livré sur l'action thérapeutique des eaux de Salins, j'ai toujours demandé à l'observation la clef des divers phénomènes et c'est en grande partie pour ne subir aucune influence des systèmes et pour rester parfaitement indépendant en pratique médicale que je suis arrivé à penser que l'empirisme raisonné, que j'ai appliqué il y a neuf ans au traitement de la scrophule des vieillards (*Considérations sur quelques affections scrophuleuses observées chez le vieillard*, 1854), est sans contredit l'expression de la vérité en art médical. C'est dans cette voie seulement que l'on arrive à la spécialisation des médicaments. J'ai indiqué l'action thérapeutique spéciale de l'eau de Salins dans la scrophule. C'est aujourd'hui un fait incontestable. En d'autres maladies, cette spécialité d'action n'existe plus, mais alors, si l'eau de Salins n'est plus, dans ces circonstances, un médicament de premier ordre, elle est tout au moins un adjuvant très-puissant, comme dans la goutte ou dans le rhumatisme avec anémie.

Je termine ces considérations par le résumé des principales maladies que j'ai traitées à Salins depuis 1859 jusqu'à ce jour, pendant un espace de quatre années.

Scrophule. — J'ai donné des soins à plus de 400 scrophuleux. Dans ce nombre, sont compris les indigents qui comptent pour une centaine. Je ne parle ici que de scrophule confirmée, offrant des manifestations actuelles et irrécusables.

Ainsi, je n'ai pas compté les cas encore nombreux où domine d'une manière remarquable le tempérament lymphatique. La limite entre l'exagération de ce tempérament et les premières manifestations de la scrophule est, j'en conviens, difficile à apprécier. Quant à moi, je regarde la scrophule comme la maladie qui est le plus répandue et j'incline à penser que, dans l'état actuel des choses, dans les conditions sociales présentes, pour certaines clases surtout, il y a plus de gens qui sont scrophuleux que de gens qui ne le sont pas. Ce sentiment, qui exige un mot d'explication, est partagé par un certain nombre de médecins et d'économistes, dont quelques uns très-haut placés dans la science. Aux yeux des personnes qui n'ont point à observer ou qui négligent de le faire, cette opinion peut paraître paradoxale. Il n'en est rien.

J'admets trois formes dans la scrophule, la forme *bénigne*, la forme *commune* et la forme *grave*.

Dans la forme bénigne se rangent naturellement tous les cas où les lésions de la scrophule sont éphémères, bornées à la peau, aux muqueuses et encore devrais-je dire, à la partie superficielle de ces téguments. On y observe le lichen, les petits furoncles, les gourmes, les engelures, etc., la blépharite palpébrale, ciliaire, la dentition irrégulière, la carie dentaire, les catarrhes légers mais fréquents, le flux intestinal provoqué aisément, quelques adénites très-superficielles et durant peu, l'engorgement chronique des amygdales, etc. J'en passe naturellement. Beaucoup de ces lésions demeurent inaperçues ou ne sont point assez considérées comme signification morbide. A mon avis, c'est un tort, et leur présence doit mettre en garde pour l'avenir. J'en appelle au souvenir de chacun. Combien de fois, voit-on attribuer l'une de ces lésions, ainsi les gourmes, à la dentition ? comme si la dentition, acte éminemment physiologique, était une maladie. L'on prend l'occasion, la *cause occasionnelle* de l'évolution de cette lésion de la scrophule bénigne pour ce qui la produit, pour ce qui en serait pour ainsi dire la cause continente. C'est une erreur. Je ne veux pas m'étendre davantage sur ces questions dont l'intérêt est cependant si grand et qui, par tant de côtés, comme j'ai pu m'en convaincre depuis quinze ans que je m'en occupe, ne sont pas seulement du domaine de l'art médical proprement dit, mais encore du domaine de l'hygiène appliquée à l'individu et à l'espèce. En effet, qu'y a-t-il à faire contre cette scrophule bénigne ? Peu de chose en apparence, beaucoup en réalité : de l'hygiène.

Il faut la guérir, si on le peut, en éloignant toutes les

causes occasionnelles qui peuvent venir en aide au développement du mal; il faut au moins la maintenir dans les limites où elle a évolué et l'empêcher de revêtir la forme commune ou la forme grave de la maladie. L'on arrive à ce résultat en faisant le traitement curatif de la forme bénigne, prophylactique d'une forme plus sérieuse de la maladie. L'emploi fait avec discernement de l'eau de Salins répond parfaitement à ces indications. C'est ici, et ce que je dis à l'instant, n'est point applicable seulement à l'eau de Salins, mais à tout autre médicament qui serait administré dans ces conditions morbides, c'est ici, dis-je, qu'il faut prendre garde, par des doses exagérées du médicament, de passer par dessus l'action thérapeutique en quelque sorte et de produire purement et simplement les phénomènes dits physiologiques qui ne sont nullement nécessaires au traitement. Mais si l'on maintient le traitement minéral en cette mesure qui convient le mieux et que je ne puis indiquer ici, car tout cela dépend de la nature de la lésion, de l'âge et de l'impressionnabilité du sujet, on a des résultats vraiment remarquables. Aujourd'hui, après une pratique de quatre années à Salins, telle difficulté qu'il y ait souvent à avoir plus tard des nouvelles des malades que nous avons traités, je puis dire que ce traitement donne les meilleurs résultats. Ceux de nos confrères qui envoient aux eaux du Jura des enfants dans ces conditions de santé savent parfaitement le bien qui en résulte : nutrition plus active, impulsion donnée à l'accroissement, vitalité plus grande de tous les systèmes, enfin cessation de cet allanguissement qui caractérise souvent la scrophule à son début et apparition des conditions physiologiques si désirables, celles qui sont le plus contraires au développement de phénomènes ultérieurs de la scrophule.

Je ne veux pas prétendre que Salins fournisse le seul médicament curatif de cette forme bénigne, prophylactique d'une forme plus grave, mais je prétends qu'on ne peut en trouver un meilleur et qui réponde plus parfaitement à la nécessité, qu'il ne faut jamais oublier quand on fait de la thérapeutique, de l'accommodation du remède à la maladie. Il y a là une *spécialité d'action.* Les cas qui rentrent dans cette catégorie sont nombreux à Salins et je ne les compte pas tous parmi les quatre cents scrophuleux que j'ai observés. Une fois parfaitement connue l'influence si heureuse de l'eau de Salins contre cette forme de la scrophule, et pour éteindre, dès sa première apparition en quelque sorte, une maladie que des causes occasionnelles favorables et un tempérament lymphatique ont laissé se produire, j'espère voir à Salins un grand nombre de sujets de tous les âges, mais surtout des enfants, suivre un traitement hygiénique si bienfaisant.

Parmi les quatre cents scrophuleux que j'ai soignés dans l'espace de ces quatre dernières années, les uns étaient atteints de la scrophule commune, les autres de scrophule grave.

Les lésions les plus fréquentes parmi ceux qui offraient la première de ces formes ont été les *engorgements ganglionnaires*, superficiels ou plus profonds, ainsi au cou sous le premier plan musculaire, suppurés ou non, les *abcès froids*, le *coryza avec écoulement*, *l'ophthalmie*, *l'otarrhée*, *le catarrhe bronchique*, quelques affections de la peau comme *l'eczéma*, *l'impétigo*, *l'acné*. Il est bien entendu que ces lésions n'ont point été isolées et que plusieurs d'entre elles se retrouvaient simultanément chez le même sujet. La guérison des engorgements ganglionnaires, souvent longue et réclamant parfois plusieurs saisons, est la règle, on peut le dire. La résolution se fait de la circonférence vers le centre. Je m'explique : les ganglions engorgés, augmentés de volume, sont réunis les uns aux autres par une sorte de gangue, le tissu cellulaire péri-ganglionnaire épaissi par l'inflammation née du voisinage. La résolution commence par ce tissu cellulaire, les ganglions se disjoignent, des sillons se retrouvent entre eux; au palper, on les circonscrit ; puis, la résolution porte sur les ganglions eux-mêmes. Cette résolution progressive a une importance majeure et voici l'avantage que j'y trouve : ce sont mes observations cliniques qui me portent à parler ainsi. Quand un ganglion est enflammé jusqu'à un certain degré, il peut arriver à suppuration, mais celle-ci peut envahir deux tissus différents, le tissu cellulaire extra-ganglionnaire et le tissu ganglionnaire lui-même. Dans le premier cas, on peut avoir ces énormes décollements qui sont si préjudiciables, les ganglions restant isolés au milieu du foyer d'une suppuration à laquelle ils arrivent à leur tour. Ces résultats fâcheux sont évités par le traitement à Salins, parce que, dans la très-grande majorité des cas, l'inflammation y est sollicitée à se terminer par résolution. Dans le second cas, lorsque le tissu ganglionnaire lui-même suppure, ce qui est presque toujours l'effet d'une phlegmasie plus vive, ce qu'on voit plus rarement d'ailleurs, la suppuration dure le temps de la transformation complète du ganglion en pus. Il y a donc une très-grande importance à diminuer les chances de suppuration, soit dans le tissu cellulaire qui entoure les ganglions et qui les unit les uns aux autres, soit dans le ganglion lui-même. Et enfin, s'il y a suppuration, l'on conçoit de quelle importance il est de la restreindre en de très-étroites limites et de ne pas permettre qu'elle s'étende loin. J'ai de nombreux exemples de ce que j'avance. De toutes mes observations, j'en détache quatre, dont je donne le résumé très-succinctement.

1° M. X..., après avoir offert pendant son enfance les signes de la forme bénigne de la scrophule, vit les ganglions cervicaux près des angles de la machoire s'engorger après une chute. Un des ganglions suppura, M. X... avait alors vingt-deux ans. Il se soumit pendant un mois, deux années consécutives au traitement de Salins. Déjà, avant l'hiver qui suivit la première saison, il n'y avait plus trace d'engorgement : on ne pouvait que constater deux points endurcis qui correspondaient aux enveloppes de ganglions qui avaient suppuré et qui, pendant quelques mois encore, laissèrent échapper quelquefois des gouttelettes de pus. L'année suivante, M, X... revenait plutôt pour consolider une guérison qui était véritablement définitive.

2° M. X..., qui habite un des départements les plus chauds et les mieux situés de la France, mais qui voyage souvent, vint à Salins pour un énorme engorgement ganglionnaire cervical d'un seul côté. Cette adénite était déjà ancienne, elle durait depuis plus d'un an et l'hiver qui précéda le traitement de Salins, après avoir employé tous les anti-strumeux à l'intérieur et à l'extérieur, M. X... avait été soumis à l'électricité. Celle-ci n'avait amené aucun effet apparent, aucune diminution, mais non plus aucune douleur. M. X... ne put prendre que quinze bains, forcé par des affaires urgentes de quitter Salins; il avait bu de l'eau de la source et, sur mon conseil il dut en boire encore chez lui. L'année suivante, il revint à Salins : tout avait disparu trois mois après le traitement. La guérison s'est maintenue, mais le principe du mal subsiste encore, peut-on dire, ce qui peut être dû aux traitements très-incomplets que fait M. X... Cette année, je l'ai revu avec un engorgement assez considérable des ganglions de l'aisselle, du même côté, à gauche. Je n'ai pu le retenir aussi longtemps à Salins que je l'aurais désiré. Outre le traitement minéral, j'ai fait chaque jour une friction sur les noyaux d'engorgement avec la brosse d'Hoffmann. Je fais continuer une partie de l'hiver l'usage de l'eau de la source en boisson. Au moment de quitter Salins, il y avait déjà une grande amélioration. Je suis convaincu que ce nouvel engorgement axillaire ne se serait pas produit si M. X... n'eût été, pour ses affaires, dans l'obligation de voyager et de se placer forcément dans des conditions hygiéniques souvent défavorables.

3° Mademoiselle X... qui habitait un pays montagneux, humide, dans lequel la scrophule trouve en effet de nombreux élements d'évolution, vint à Salins pour un engorgement ganglionnaire cervical considérable. Cette demoiselle avait cette affection depuis plusieurs années; toutefois, c'était depuis un an que celle-ci avait pris beaucoup de développement et qu'elle la défigurait. Mademoiselle X... suivit le traitement de Salins pendant vingt-sept jours, prenant des bains et des douches générales, en arrosoir et modérées sur l'engorgement, elle but de l'eau de la source. Il y avait un peu d'amélioration quand elle quitta Salins. Après un repos de six semaines environ, elle prit une vingtaine de bains, trois par semaine, avec addition de sels d'eaux-mères de Salins et elle continua l'usage de l'eau de la source en boisson. La résolution se fit peu à peu et sans s'arrêter, elle était complète moins de quatre mois après. Je n'ai pas revu mademoiselle X... : je tiens ces détails d'un de mes amis dont la famille habite près de mademoiselle X... Elle est complétement guérie, elle est mariée aujourd'hui. C'es un exemple remarquable de guérison.

4° M. X..., âgé de vingt ans, atteint depuis plusieurs mois d'adénite cervicale d'un seul côté, à droite, vient à Salins cette année, au commencement de la saison. Apparences du tempérament lymphatique. — Divers excès et en particulier l'usage immodéré du tabac paraissent avoir occasionné et entretenir encore un état congestif de la tête. Cet engorgement devra céder au traitement; mais je manifeste de suite la crainte qu'en un point, sans qu'il y ait plus de gonflement, sans qu'il y ait de la rougeur, il survienne la suppuration. Je me fonde sur ce signe, qui m'a rarement fait défaut, la douleur. En effet, quand on examine cette tumeur avec soin, on la trouve partout très-indolente, excepté en ce point. Instruit des habitudes de mon jeune malade, je le prie de parfaitement suivre ma prescription et de ne point contrarier la résolution qui va se faire en congestionnant la tête par le tabac fumé le soir, au lit et en grande quantité. Le traitement consista en bains graduellement minéralisés et en eau de la source en boisson. Celle-ci fut d'abord purgative, mais le tabac produisait chez ce jeune homme un effet purga tif habituel, de sorte qu'il était difficile de distinguer les effets du tabac des effets produits par l'eau, puis parfaitement tolérée, à trois verres par jour. La résolution commença rapidement : les glandes se disjoignirent, les mouvements du cou furent plus faciles, mais mon malade ne prenait pas les soins hygiéniques convenables, indispensables même : il fumait beaucoup, rentrait tard, etc. Une nuit, la douleur devint plus vive en ce point que j'avais signalé; le matin, je trouvai un peu de rougeur et de chaleur : la suppuration dut se faire, mais rapidement et très-circonscrite : c'était un petit abcès ganglionnaire : je l'ouvris par ponction avec un bistouri à lame très étroite avant que tout le ganglion suppurât. J'avais, bien entendu, fait appliquer des émollients et suspendre le traitement. Tout alla fort bien. Huit jours après, je faisais prendre encore sept bains pour compléter ce traitement. Je conseillai à mon malade de retourner chez lui, dans la Côte-d'Or, et de revenir un mois après recommencer un second traitement, d'autant mieux que le premier avait été interrompu. Il revint, en effet, dans un état des plus satisfaisants. Lorsqu'il quitta définitivement Salins, il n'y avait plus d'engorgement; l'ouverture que j'avais faite était fermée. — Je prescrivis cependant, comme traitement hygiénique d'hiver, de boire de l'eau de la source et de prendre vingt-cinq bains environ avec addition de sel d'eaux-mères.

Je puis affirmer n'avoir jamais vu le traitement échouer complétement. Plusieurs fois, nonobstant le traitement le plus régulier, il est resté des noyaux d'engorgement, mais des noyaux très-anciens, des ganglions complétement indurés, que l'on retrouvait après le traitement tout à fait séparés et isolés, l'engorgement péri-ganglionnaire ayant disparu. Mes observations sur ce sujet sont très nombreuses.

La résolution des *abcès froids*; je ne veux pas parler ici des abcès par congestion, quand ils ne sont pas très-anciens et non plus la conséquence d'une lésion osseuse déjà considérable, se fait assez aisément. Trois faits m'ont frappé : l'un chez un enfant de huit ans qui avait un abcès froid au côté externe de la jambe : il y avait déjà du liquide collecté en foyer ; la guérison fut rapide, complète et définitive. J'ai revu cet enfant qui est venu une seconde année à Salins, pour traitement hygiénique. — Un second fait est à peu près semblable, mais l'enfant était plus jeune, il avait cinq ans et l'abcès avait pour siége la région du mollet. Il guérit promptement.

Le troisième fait a rapport à un gonflement pâteux, fluctuant, assez étendu de la région de la fesse chez un homme. Il n'y avait aucune douleur. Je considérai cette affection comme un abcès froid et je conseillai de chercher à en amener la résolution le plus tôt possible, tant la chose est utile pour les abcès de ce genre placés en cette région. Ce malade a guéri complétement.

J'ai soigné beaucoup d'autres affections de la forme commune de la scrophule, mais, comme je l'ai dit, l'affection qui domine par le nombre, ce sont les engorgements ganglionnaires, et, par ordre de fréquence, au cou, aux aisselles, aux aînes. Les adénites cervicales sont de beaucoup les plus nombreuses.

Il est une lésion de la scrophule qui exige de grands ménagements, je veux parler de l'ophthalmie. Il n'y a pas d'affection qui offre plus souvent ces alternatives d'état chronique et d'état aigu. Dans ces dernières conditions, le bain minéral n'est point indiqué : il faut suspendre le traitement. Ces interruptions nuisent beaucoup un succès de la cure.

Aussi, outre qu'il faut instituer un traitement qui ne procure aucune excitation rapide, instantanée et, par suite d'une activité trop brusque dans la circulation, une congestion active des parties déjà affectées, il faut aussi que les malades évitent, pendant la cure, toutes les occasions de rechute, l'humidité, les courants d'air, les excès de table, le tabac, etc. Le traitement, continué à tort dans des circonstances défavorables, ramène les phénomènes dits physiologiques : le médicament devient une occasion de troubles, il n'atteint pas la maladie.

Dans la forme grave de la scrophule, je range les lésions des os et du périoste. Le traitement par l'eau brômo-chlorurée sodique de Salins est encore très-efficace dans ces circonstances et, sous son influence plus longtemps prolongée, l'on obtient des guérisons complètes et durables.

J'ai plusieurs exemples de guérison de *Mal de Pott* obtenue par la seule influence du traitement minéral et du repos sur un plan horizontal. Deux enfants sont complètement guéris; l'un du Haut-Rhin, l'autre habite le département de l'Eure. J'en ai plusieurs autres en traitement et qui sont déjà ameliorés. J'ai donné des soins à une dame qui, sans être guérie encore, est cependant beaucoup mieux, et l'affection, qui chez elle semblait devoir prendre une marche rapide et avoir une prompte influence sur le système locomoteur, s'est arrêtée et circonscrite. J'ai la conviction que le traitement, minéral aidé de l'immobilité imposée à la colonne vertébrale est un traitement précieux du Mal de Pott.

J'en dirai autant des tumeurs blanches, des ostéites anciennes. J'ai vu cette année revenir à Salins, plutôt pour y faire constater sa guérison que pour y suivre un traitement,

M. X... atteint depuis plusieurs années de tumeur blanche des articulations du tarse. Il vint en traitement en 1861, ne pouvant marcher, souffrant, avec un point de supuration qui résultait de l'ouverture d'un abcès au bord externe du pied. M. X... était affaibli, maigre, fort soucieux de sa position : on lui avait fait entrevoir la gravité de son affection qui pouvait, si elle ne se modifiait, entraîner la perte d'une partie du membre inférieur. Le traitement fut très-régulièrement suivi : il consista en bains d'une heure médiocrement minéralisés et en boisson d'eau de la source, deux verres. M. X... prit, pendant l'hiver suivant, de 1861 à 1862, trente bains avec addition de sel d'eaux-mères et il but de l'eau de la source de temps en temps. Les effets furent remarquables. A la saison dernière, je l'ai examiné avec soin; plus de suppuration, plus de gonflement des os, plus de douleurs, le pied appuie aisément et complètement sur le sol, la marche peut se faire sans aucun soutien. C'est un fait irrécusable de guérison. Ces faits sont nombreux aujourd'hui, je n'en doute pas; j'en juge par les malades que j'ai revus et j'en conclus à ceux que je ne vois pas. J'ai déjà appelé l'attention sur ce fait, que le traitement par l'eau minérale de Salins est applicable à toutes les lésions de la scrophule, aux lésions des parties molles comme aux lésions des os. J'ai cité un fait très-remarquable, dans mon livre des *Eaux minérales de Salins*, 1860, page 86. Il s'agit d'une petite fille de neuf ans envoyée à Salins, en 1859, par l'administration de l'Assistance publique. Cette enfant avait une tumeur blanche du coude à un état très-avancé; plus de surfaces articulaires ou à peine, une suppuration très-abondante, des tissus partout engorgés, des trajets fistuleux de tous les côtés et faisant ressembler le coude à une véritable éponge. Lors de la moindre pression, des douleurs très-vives et spontanées, tel est l'état dans lequel était cette pauvre malade. Jusqu'alors les forces, quoiqu'elle eût de la fièvre le soir, s'étaient maintenues ; on avait proposé l'amputation du bras. Voici une partie du rapport que je faisais du traitement suivi : « On ne peut voir une lésion plus grave. Cette enfant, pour laquelle je redoutais la cuisson produite sur tous ces bourgeons charnus par une eau fortement mineralisée, prit, pendant quelque temps, des bains d'eau de la source. Je redoutais d'ailleurs une inflammation plus vive encore et suppurative de l'articulation et des parties molles environnantes.

« L'enfant supporta parfaitement ces premiers bains : la peau devint moins terne et moins sèche. Après dix bains, j'ajoutai de l'eau-mère, en augmentant graduellement. Il y eut beaucoup de cuisson, mais je surveillai avec soin l'articulation, je ne constatai point de nouvelle douleur profonde, pas davantage de suppuration, pas de gonflement à l'entour de la lésion. Malgré les répugnances bien naturelles de l'enfant, je persistai. Peu à peu, les douleurs spontanées cessèrent à peu près complètement, les douleurs communiquées diminuèrent, la suppuration, de bonne nature, fut moins abondante ; enfin, des progrès très-sensibles vers la guérison se firent progressivement.

« L'articulation, auparavant comme une éponge et de laquelle la moindre pression faisait sortir du pus par les trajets fistuleux, devint plus ferme, moins molle, elle offrit de la résistance, et, à la fin d'août, je pouvais constater un commencement de consolidation entre les surfaces dénudées et récemment si malades. Les bourgeons charnus s'étaient aplatis. On ne voyait que les traces des trajets fistuleux marqués par des ulcérations de peu d'étendue et au niveau de la peau. L'enfant a de l'appétit, de la gaieté. Elle est évidemment en voie de guérison. » (*Ouvrage cité*, page 88).

Syphilis. — En dehors de la scrophule, je l'ai dit, l'eau de Salins n'a plus une action thérapeutique spéciale, mais cette action, pour n'être qu'indirecte, n'en a pas moins une grande puissance, elle atteint ce but précieux de relever les forces. Aussi l'eau de Salins est-elle un remède très utile contre la plupart des cachexies, j'en excepterai sans doute la cachexie cancéreuse, pour cette seule raison, que la maladie constitutionnelle dont elle dépend s'accommode mal des traitements par les eaux minérales. Je compte revenir sur ces sujets dans un ouvrage complet de thérapeutique hydro-minérale. La syphilis est une des maladies constitutionnelles qui offre le plus aisément les phénomènes de la cachexie, et j'ajouterai aujourd'hui à ce que j'ai dit à ce propos, il y a quinze ans, (voyez ma thèse inaugurale, 1848 : *de la cachexie syphilitique*), que la cachexie peut se présenter à des périodes variables de la maladie. Celle-ci est fort susceptible, dirai-je, et rien n'est plus important, en art médical, que de l'attaquer à propos. Si vous lui permettez en quelque sorte de demeurer un peu de temps, et sans être efficacement combattue, en puissance d'action chez un individu, pour peu que celui-ci soit scrophuleux ou même qu'il n'ait que le tempérament lymphatique, la syphilis peut avoir de cruelles manifestations, et l'état général peut devenir en peu de temps extrêmement mauvais, ce que traduisent des phénomènes spéciaux qui constituent la cachexie syphilitique. J'ai donné des soins à *cinq* personnes atteintes de cachexie syphilitique plus ou moins avancée. Chez tous, j'ai obtenu ce remontement que je devais chercher à obtenir. J'ai jugé utile d'agir avec beaucoup de circonspection. C'est dans une maladie de ce genre qu'il faut se mettre en garde afin de ne pas aller au delà du but thérapeutique. Le dépasser, soit par un traitement trop rapidement fait, soit par des doses exagérées du médicament entraîne, dans ce cas, des conséquences fâcheuses, particulièrement du côté de l'intestin. On exaspère une entérite qui existe en quelque sorte à l'état latent et qui n'attend qu'une cause occasionnelle pour se développer, entérite qui est un des phénomènes de la cachexie syphilitique. J'ai obtenu chez mes cinq malades, même chez l'un d'eux qui était profondément atteint, ce que je comptais obtenir, relever les forces et, je le dirai, permettre ensuite aux remèdes qui ont une action thérapeutique spéciale contre la syphilis de pouvoir agir à leur tour. Car, je l'ai dit très-nettement, si le brômure de potassium, comme produit de laboratoire, peut-être un antisyphilitique, ce que je n'ai pu constater expérimentalement, à coup sûr l'eau brômo-chlorurée sodique de Salins n'est point un antisyphilitique, dans le sens d'action thérapeutique spécialement attaché à ce mot : à la période de la syphilis où elle peut être administrée avec tant de succès, elle combat cette cachexie qui met obstacle à la guérison des diverses manifestations syphilitiques, si bien combattues qu'elles soient par une médication parfaitement appropriée et spéciale.

Rhumatisme et *Goutte*. — Si je réunis en un même groupe ces deux maladies que je sépare complétement en nosologie, c'est que, par rapport au traitement minéral de Salins, l'indication pour toutes les deux est la même. Les eaux chlorurées sodiques, à titre de reconstituant, conviennent parfaitement dans les cas de goutte atonique et de rhumatisme avec anémie. C'est le sentiment d'un grand nombre de médecins, de M. Durand-Fardel en particulier. C'est le mien depuis longtemps. Je l'ai exprimé d'une manière très précise à la société d'hydrologie médicale, lors de la discussion sur le traitement du rhumatisme par les eaux minérales. *(Annales de la Société d'hydrologie médicale*, tome 7, page 234), J'ai *vingt* faits qui m'ont prouvé d'une manière complète que là où, par suite de la maladie, ou en conséquence de traitements mal entendus, l'abaissement des forces qui constitue la forme atonique *(avec anémie généralement)* du rhumatisme et de la goutte existe, la médication reconstituante, celle que caractérise si bien le traitement par l'eau de Salins, convient parfaitement. C'est du reste un sujet qui n'est plus contesté et sur lequel ont plus spécialement appelé l'attention les excès de traitement par les alcalins.

Mais j'ai déjà entretenu le lecteur de ce sujet, et je ne veux point y revenir.

Rachitisme. — Je n'ai que des données incomplètes, des présomptions sur la valeur du traitement par l'eau minérale de Salins contre cette maladie à ses deux premières périodes. J'ai *deux* observations seulement d'ostéomalacie traitée avantageusement, surtout chez l'un des sujets, par l'eau de Salins. Mais chez tous les deux, la maladie était à sa troisième période, c'est-à-dire déjà en voie d'amélioration : il n'y avait aucun trouble du côté des organes digestifs, et la nutrition se faisait bien. Chez l'un, un enfant de cinq ans, il y avait souvent de la dyspnée, et j'ai pu constater chez lui cette modification dans la manière de respirer, qui résulte de la déformation et de l'étroitesse de la cage thoracique. Chez cet enfant, les os du tronc seuls sont atteints. Les vertèbres lombaires sont comme tassées l'une sur l'autre. A la région dorsale, il y a simultanément deux déviations, antérieure et latérale gauche. Comme je le disais, la respiration de cet enfant est modifiée, elle se fait par le ventre, involontairement. En même temps que le diaphragme s'abaisse, la glotte s'entr'ouvre, et de cette façon, il se fait un vide dans la poitrine. Je connais cet enfant depuis quatre ans; la déformation a persisté, mais le traitement suivi deux années consécutives à Salins a modifié avantageusement des conditions défavorables d'existence.

De faible et maigre qu'était cet enfant, ayant les muscles très grêles et peut-être en raison du peu de forces qu'il avait, menacé d'une nouvelle atteinte de rachitisme, il est aujourd'hui vif, bien portant et assez robuste. Mais il lui reste dans la respiration cette modification que j'indiquais tout à l'heure; c'est un fait acquis.

L'autre sujet rachitique que j'ai observé est un adulte, il a plus de trente ans. Il est également à la troisième période de la maladie. Les membres inférieurs sont restés grêles et déformés, le thorax et le rachis le sont aussi comme chez le sujet précédent. Il a de plus quelque déformation du bassin, à en juger par sa marche qui n'est point assurée : il y a sans doute un rétrécissement dans le diamètre antéro-postérieur, ce qui arrive souvent chez les rachitiques, ce qui diminue d'autant la capacité osseuse qui renferme les viscères. De plus, les fémurs ne paraissent point dans leur axe normal, ce qui peut dépendre d'une déformation latérale du bassin. Ce malade, désormais infirme, n'a qu'une santé médiocre, fréquemment des troubles intestinaux. Faible, anémique, c'est pour ce motif qu'il s'est rendu à Salins. Il a assez profité de sa saison ; plus tard, il a pris chez lui des bains avec addition de sel d'eaux-mères. J'ai appris que sa santé était meilleure.

Anémie et chloro-anémie. — Au point de vue du traitement de Salins, je range sous un même titre l'anémie, pure lésion qu'on retrouve dans diverses maladies, et la chloro-anémie qu'on observe spécialement chez les femmes, J'ai remarqué parmi un grand nombre de sujets anémiques *cent dix-huit* cas plus saillants que les autres. Parmi ceux-ci se trouvent même quelques cas qui m'ont paru exceptionnels, tant j'ai vu de rapidité dans l'amélioration. Chez trois personnes qui ont suivi le traitement il y a quatre ans, aucune rechûte ne s'est produite, c'étaient trois sujets jeunes, dont deux jeunes filles chloro-anémiques, l'une de seize, l'autre de dix-neuf ans, alors mal réglées. Le troisième malade était un jeune homme de dix-sept ans dont les forces et le développement ont pris un essort considérable depuis cette époque. C'est surtout appliqué à l'anémie que le traitement de Salins est aussi un moyen puissant de l'hygième, car l'anémie avec tout son cortége de l'abaissement des forees musculaires et nutritives devient une cause importante de scrophule, surtout chez les sujets qui ont un tempérament lymphatique.

Il y a une complication de la chloro-anémie qui peut quelquefois constituer une contre-indication du traitement hydrominéral de Salins, je veux parler des spasmes. Jusqu'à ce jour, il m'a fallu essayer en quelque sorte mon médicament, afin que sa dose soit appropriée, dans ces conditions, à l'irritabilité nerveuse du sujet. Je n'ai dû cesser complètement le traitement qu'une seule fois. C'était chez une jeune fille de dix-huit ans, chloro-anémique. Elle arriva à Salins après avoir voyagé un peu de temps dans les montagnes et elle s'y arrêta, obligée en quelque sorte par les spasmes qui la tourmentaient. L'anémie était en voie de décroissance. Aux phénomènes morbides qui avaient affligé les fonctions de la vie animale succédèrent des phénomènes nerveux de la vie de relation. Une véritable hystérie se développait, et avec un caractére d'intensité, tant par le nombre des accès que par leur violence, que je crus devoir conseiller à la mère de ramener sa fille chez elle. Le traitement à Salins n'avait plus sa raison d'être.

Mais quelques phénomènes nerveux du côté du système locomoteur ne m'empêchent jamais de continuer le traitement. Je m'empresse de dire que je le fais continuer surtout dans les cas où l'on n'observe que des phénomènes morbides dans les fonctions de la vie animale, car ces phénomènes sont précisément des symptômes inhérents à la chloro-anémie.

Paralysies. — Avant tout, je dirai, pour mémoire, que le traitement minéral de Salins ne convient dans les paralysies qui sont la suite d'apoplexie que dans des limites très-définies, à une période un peu éloignée du début, chez des gens qui ne sont plus sujets à des congestions cérébrales, comme la plupart l'ont été avant l'attaque d'apoplexie, en un mot chez des gens que le séjour au lit, à la chambre, que les privations ont affaiblis, encore chez certains atteints de goutte vague et qui sont anémiques, après comme avant l'apoplexie.

Je crois ces remarques pratiques très-utiles. A un point de vue, la connaissance des contre-indications donne la notion des indications. Il en est ainsi pour les paralysies. — Il m'a été permis de donner des soins à *huit* personnes atteintes présentement ou menacées de paralysie. Je vais très-brièvement analyser ces huit observations.

Les deux premières ont trait à deux enfants au-dessous de deux ans : chez l'un, après des convulsions, les parents remarquèrent une grande inertie dans les membres inférieurs, dont le volume diminua peu à peu : l'enfant n'avait eu qu'une crise de convulsions; il n'avait d'ailleurs jamais marché auparavant. Chez l'autre enfant, paralysie complète des quatre membres pendant une fièvre muqueuse; les mouvements revinrent à peu près spontanément, lentement dans les membres supérieurs, un peu dans les membres inférieurs, mais enfin ceux-ci demeuraient toujours impuissants. Chez ce dernier enfant, un peu en raison de la marche et de la décroissance de la paralysie, je crus un instant à une paralysie diphthéritique, mais notre savant confrère, M. le docteur Roger, qui avait donné des soins à cet enfant, m'apprit qu'il n'y avait pas eu d'angine, rien qu'une fièvre muqueuse, pendant le cours de laquelle était survenue cette paralysie. Chez ces deux enfants, il faut admettre un épanchement séreux intrà-rachidien, ou au moins, chez ce dernier, une congestion active de la moelle et de ses enveloppes, congestion dont les effets vont diminuant peu à peu, mais ne sont pas passés. Je parle de l'époque où j'ai vu cet enfant à Salins, en août 1862. M. le docteur Roger a toujours compté sur une issue heureuse et sur le retour des mouvements volontaires.

Chez le premier enfant, le traitement (bains et douches)

n'eut aucune influence. Chez le dernier, il est incontestable qu'il y avait plus de mouvements au départ qu'à l'arrivée du sujet, mais on peut se demander, puisque les mouvements avaient manifesté leur tendance à revenir spontanément, s'il n'en eût point été ainsi sans le traitement. Aussi, pour moi, ces deux faits sont à peu près négatifs; mais, parce que ni l'un ni l'autre ne dénoncent un succès, ce n'est point un motif pour se refuser à l'usage de l'eau de Salins dans ces circonstances, une plus grande activité dans la nutrition étant d'ailleurs une condition à peu près indispensable, toujours utile pour le retour des mouvements.

J'arrive à d'autres faits. Ici, j'ai été beaucoup plus heureux, excepté encore chez l'un d'eux cependant. Je commence par celui-ci : une *paralysie générale* à son début, chez un homme très-bien doué, fort intelligent, fort capable, paralysie qui a été sans doute la conséquence de travaux prolongés, de veilles, de tourments, etc. Cette paralysie marche; il y a beaucoup d'embarras de la parole, peut-être déjà un peu de perte de la mémoire. Le traitement (bains, douches et hydrothérapie) n'amena aucun résultat. Depuis longtemps, je n'ai point entendu parler de ce malade.

Chez mes cinq autres malades, menacés de paralysie d'autre genre, j'eus un meilleur résultat.

Chez tous, il n'y avait encore que de la faiblesse des membres inférieurs, que de l'incohérence dans les mouvements. Chez trois d'entre eux, ces phénomènes avaient pour cause l'intoxication alcoolique; deux étaient souvent dans des caves, le troisième avait fait des excès. Deux avaient de trente-cinq à quarante ans, le troisième, le plus affecté, avait plus de cinquante ans. Chez ces trois malades, le traitement eut un bon résultat. Je les ai vus à plusieurs reprises : leur marche est plus assurée, leur parole plus précise, le tremblement de l'un d'eux a notablement diminué. Je pense qu'ils ont pris des soins hygiéniques mieux entendus et qu'ils ont bien voulu d'ailleurs profiter de mes conseils. Le traitement a consisté en bains peu minéralisés, douches prolongées et massages.

Chez les deux autres, la cause était différente et plus grave certaiement, les excès vénériens portés à un degré où, de toute nécessité, la maladie doit en résulter. Ces deux malades arrivés d'ailleurs à l'impuissance, ont recouvré l'intégrité des mouvements volontaires. L'un d'eux les avait tout à fait perdus et il ne pouvait marcher qu'avec la plus grande peine : la paralysie était imminente.

Pertes séminales. — J'en ai observé *cinq* cas. Quatre d'entre eux étaient guéris après le traitement. La guérison s'est-elle maintenue? J'en suis persuadé pour l'un de mes malades; j'ai lieu de le penser pour un autre. Pour les deux autres, je n'en sais rien. Quant au cinquième, le traitement a été très-court, incomplet ; il n'est pas guéri, parait-il. J'emploie les bains de courte durée, à basse température, les douches froides, l'immersion dans la piscine froide pendant une ou deux minutes ou la natation en eau minérale chaude pendant dix minutes, un quart d'heure au plus. Chaque jour, pas plus d'un verre d'eau de la source en boisson.

A ce sujet, je donnerai aux malades un conseil, celui de s'abstenir de l'usage du tabac pendant la cure. J'ai aujourd'hui des motifs de croire que l'usage immodéré du tabac, et il est fort souvent immodéré, est une cause occasionnelle très-active des pertes séminales. Je ne prétends pas que l'intoxication lente, mais très-certaine, par la nicotine produise à coup sûr et d'emblée des pertes séminales que l'on observe d'ailleurs chez les gens qui ne fument pas, mais j'ai la certitude que l'ivresse répétée produite par le tabac entretient les pertes séminales. Je l'ai observé à Paris chez deux malades, il y a près de dix ans.

Je mets à côté des pertes séminales une affection que, dans l'état actuel de la science, on ne sait trop où ranger dans le cadre nolosogique et dont je ne veux parler ici qu'avec une extrême réserve, de *l'impuissance chez l'homme*, de la *stérilité chez la femme*. Généralement, on peut prétendre que ces affections, j'aime mieux dire que ces états pathologiques, trouvent leur raison d'être dans la présence de lésions des organes génito-urinaires qui dépendent elles-mêmes de plusieurs maladies générales. C'est sans doute en guérissant ces lésions que l'on met un terme à l'existence de ces affections. J'ai aujourd'hui *trois* faits dont deux surtout ont pour moi un grand degré de certitude. Je me contente de les signaler.

Tumeurs abdominales. — J'en ai observé *six* cas, tous les six de nature différente : 1° une malade profondément anémique, à la suite de pertes utérines qu'entretenait la présence d'une tumeur fibreuse : notablement améliorée ; 2° deux malades ayant chacune des kystes dans l'ovaire ; faibles, anémiques toutes deux. Salins leur a rendu des forces : les kystes n'ont pas diminué sensiblement ; 3° une malade avait une tumeur du volume du poing, formée par l'engorgement du tissu cellulaire sous-péritonéal après l'ouverture spontanée d'un kyste volumineux du foie dans l'intestin. La tumeur était formée par l'engorgement du tissu cellulaire et par les membranes adventives du kyste. C'est un fait remarquable de résolution complète. La tumeur avait déjà beaucoup diminué quand on cessa le traitement. J'ai revu cette dame près de dix-huit mois après : la tumeur ne s'est pas reproduite; 4° une tumeur formée par un kyste du rein non suppuré : la résolution a été complète également. Dans ces deux derniers cas, le traitement a consisté dans l'usage de bains nombreux graduellement minéralisés. Quelques douches ont été employées pour la première de ces malades; 5° une tumeur formée par l'engorgement qui a suivi un phlegmon iléo-cœcal, chez une demoiselle de seize ans. Le phlegmon traité heureusement par les moyens ordinaires, sangsues, vésicatoires, frictions mercurielles, n'a point suppuré, mais il est resté un noyau d'engorgement qu'il importait de résoudre, car il pouvait suppurer un jour ou l'autre. Le traitement (bains et eau en boisson, deux verres chaque jour) a eu un plein succès. J'ai eu des nouvelles de cette jeune malade : sa guérison s'est maintenue. L'on ne perçoit, au palper, aucun noyau d'engorgement.

Les propriétés résolutives de l'eau de Salins sont réelles : leurs effets dans les adénites devaient conduire à les employer dans les engorgements divers, des cavités ou du tissu cellulaire des membres.

On voit, par cette énumération, que l'eau de Salins, dont l'action thérapeutique est spéciale dans la scrophule, trouve à remplir pour d'autres maladies des indications précises et très importantes. Son succès, dans ces cas, aide beaucoup à la cure ou à l'amélioration de ces maladies.

Je résume, pour terminer ce travail, le nombre des cas plus ou moins importants des diverses maladies auxquelles le traitement de Salins a été appliqué dans ces quatre dernières années :

Scrophule	400,	dont 100 indigents.
Syphilis	5	
Rhumatisme et goutte	20	
Rachitisme	2	
Anémie et chloro-anémie	118	
Paralysies	8	
Pertes séminales	5	
Tumeurs abdominales	6	
	564	

FIN.

POISSY. — TYP. ET STÉR. DE A. BOURET.

www.ingramcontent.com/pod-product-compliance
Ingram Content Group UK Ltd.
Pitfield, Milton Keynes, MK11 3LW, UK
UKHW020232220726
13923UKWH00002B/616

9 782019 475802